Rieber

Scheinfasten – das 5-Tage-Programm

Hier finden Sie die Rezepte zum Coverfoto

Dipl. oec. troph. Dunja Rieber

Scheinfasten – das 5-Tage-Programm

Weniger Bauchfett, jüngere Zellen, mehr Energie

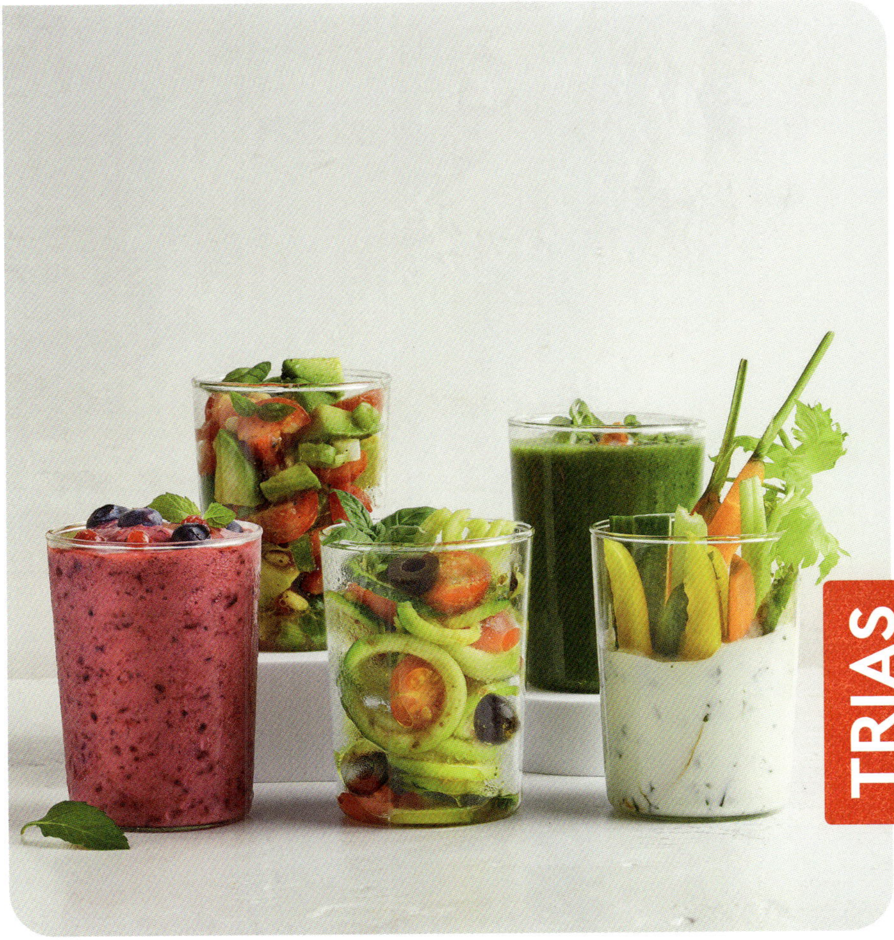

TRIAS

Exkurse

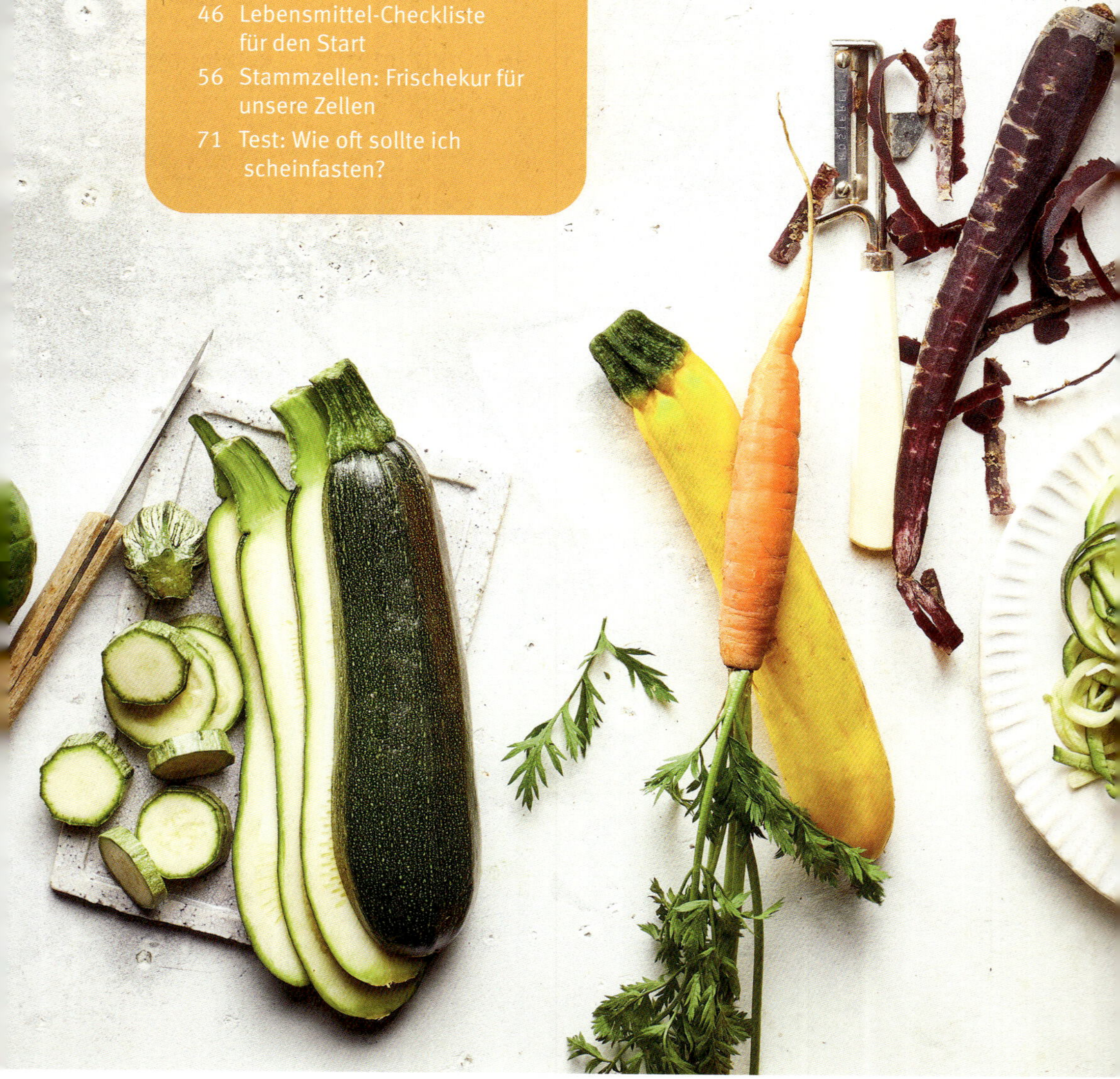

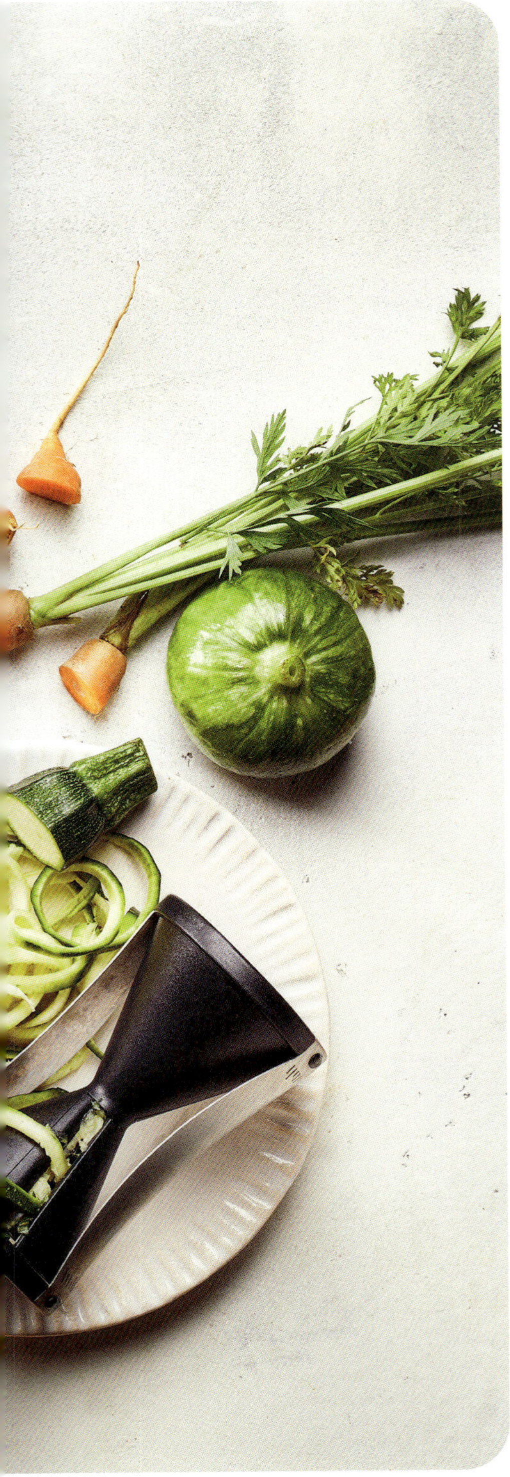

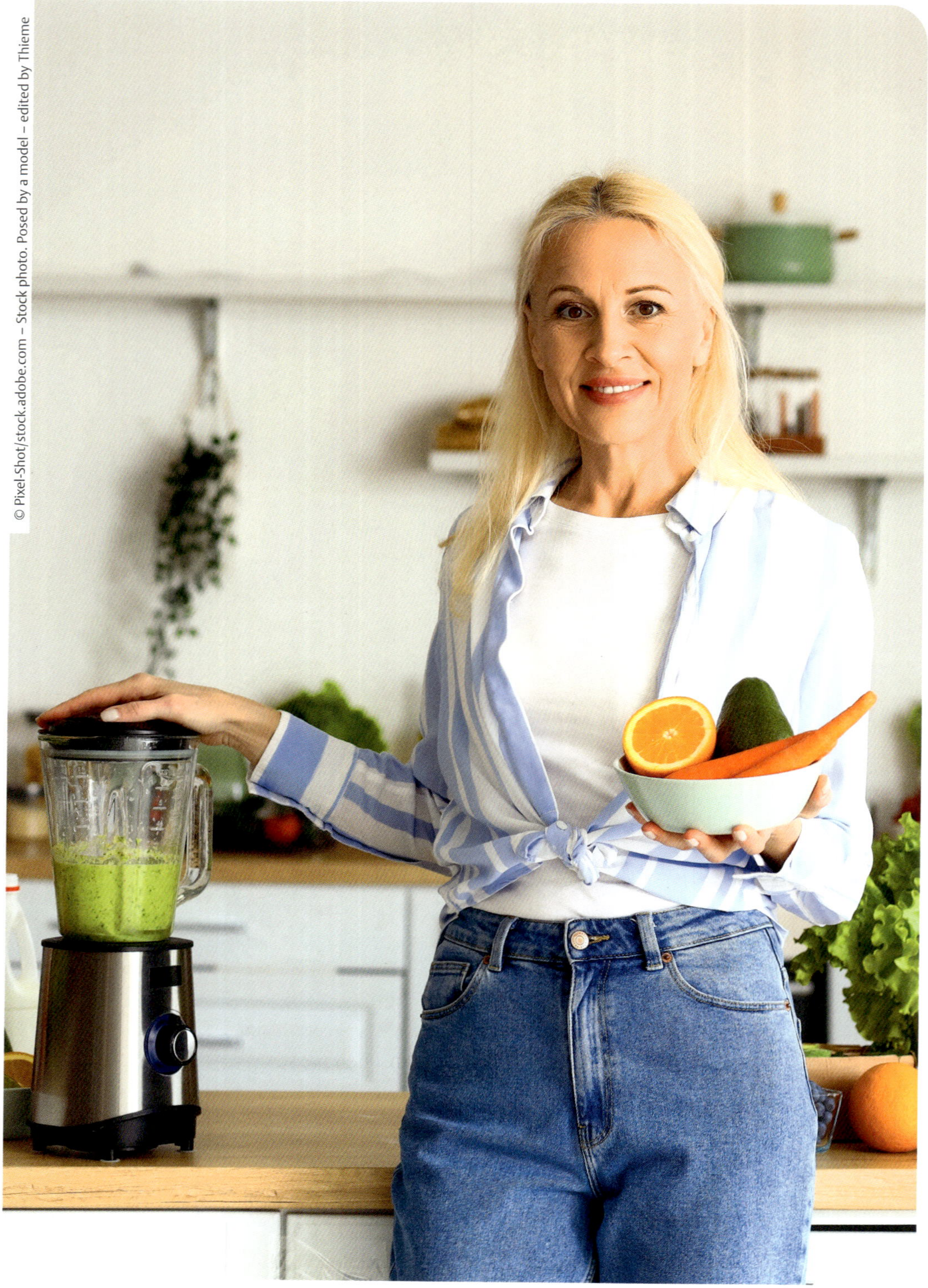

Vorwort

Sie möchten sich gerne fitter und voller Energie fühlen und wissen, dass es Zeit zu handeln ist. Ihnen ist aber auch gleichzeitig klar: Selbst, wenn wir eine Entscheidung für ein gesünderes Leben getroffen haben, ist die Umsetzung oft gar nicht so leicht. Viele scheitern, weil ein gesunder Lebensstil im modernen Alltag oft nicht so leicht oder weil Ernährung mittlerweile verwirrend kompliziert geworden ist.

Doch es geht auch auf andere, einfache Weise. Denn gesünder leben mag eine große Aufgabe sein, aber wenn Sie die richtigen Wege kennen, reichen schon kleine Schritte, um viel zu bewirken.

Mich erreichen oft Fragen, wie man es unkompliziert und ohne Stress schafft, etwas für sein Wohlbefinden zu tun. Das Scheinfasten ist eine geniale Möglichkeit, um mehr Gesundheit und Vitalität in sein Leben zu holen, ganz ohne langen Verzicht, gut mit dem Alltag vereinbar und mit wissenschaftlich belegter Wirkung.

Ihre bisherigen Fastenversuche haben mit schlechter Laune geendet? Keine Sorge, dieses Fastenprogramm ist anders, denn hier ist Essen erlaubt. Mein Fazit: Jeder Mensch hat seine individuellen Ernährungsgewohnheiten und Vorlieben – das Scheinfasten ist ein Weg zu mehr Gesundheit, der zu den allermeisten Menschen passt.

Das Wichtigste zum Schluss: Es ist fantastisch, dass Sie das Scheinfasten ausprobieren wollen. Ich freue mich ehrlich darüber und wünsche Ihnen alles Liebe und eine gute Scheinfasten-Zeit!

Ihre Dunja Rieber

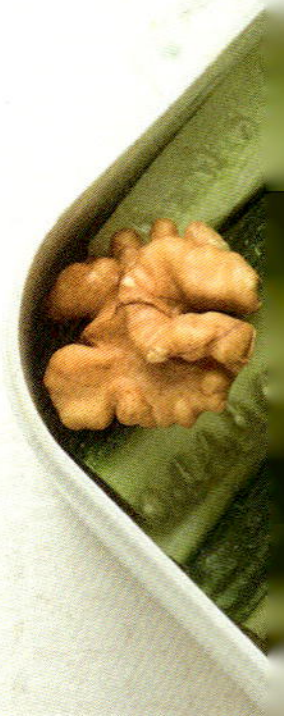

Lecker durch den Tag mit Scheinfasten

So könnte ein Scheinfastentag (Tag 2–5) mit drei Mahlzeiten aussehen. Und nicht vergessen: immer viel trinken! 30 ml Flüssigkeit pro Kilogramm Körpergewicht und Tag sollten es sein.

Vanillejoghurt mit Beeren

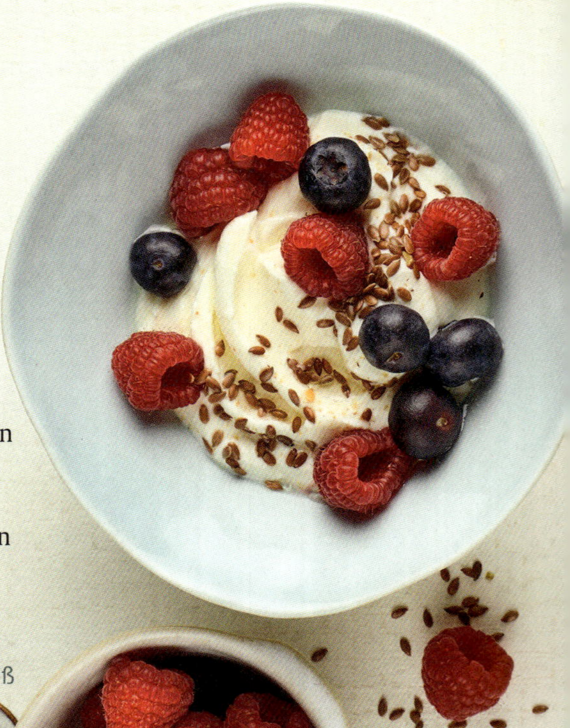

Für 1 Portion
5 Min.

100 g Sojajoghurt • 1 EL Leinöl • ¼ TL gemahlene Vanille • 1 TL Leinsamen • 50 g Heidelbeeren • 100 g Himbeeren

- Den Joghurt in eine Schüssel geben und mit dem Leinöl und der gemahlenen Vanille verrühren.

- Die Leinsamen und die Beeren auf den Joghurt geben.

Nährwerte pro Portion
252 kcal • 20,3 g Fett • 7,1 g KH • 7,5 g Eiweiß

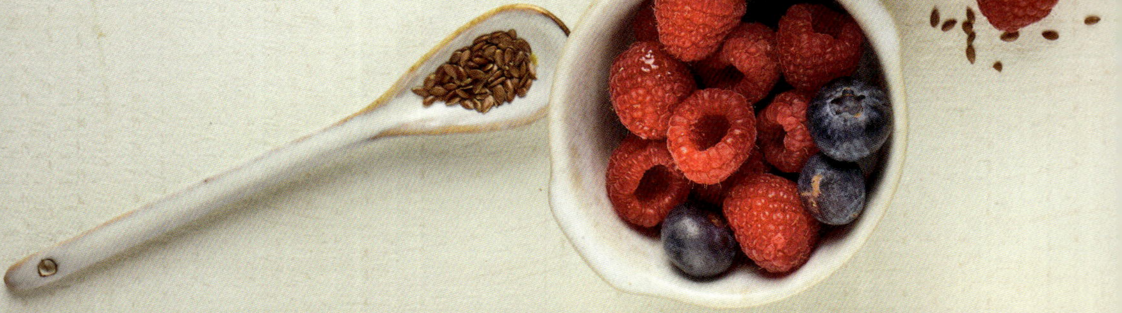

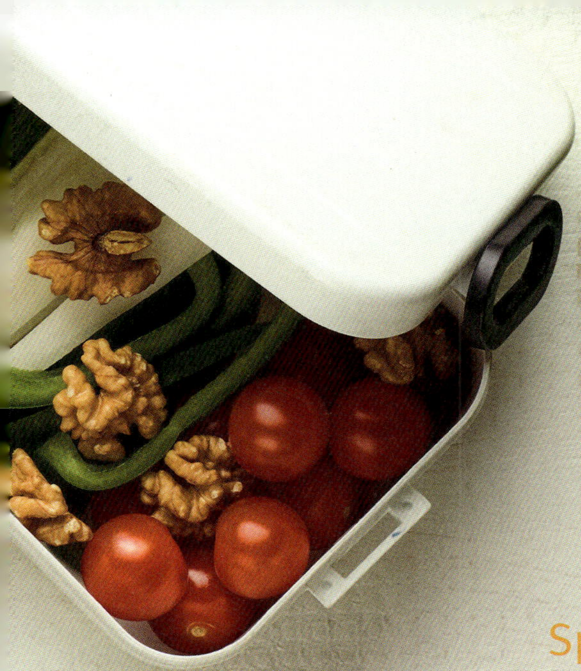

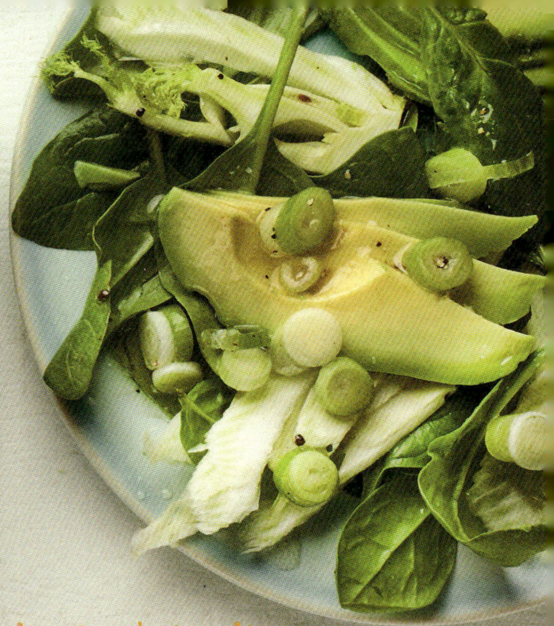

Spinatsalat mit Avocado

Für 1 Portion
⏲ 10 Min.

100 g Fenchel • 80 g Avocado-Fruchtfleisch • 100 g Blattspinat • 1 Frühlingszwiebel • 10 g Olivenöl • 5 g weißer Balsamicoessig • Salz • Pfeffer • optional: 1 Prise gemahlener Koriander

• Den Fenchel und das Avocado-Fruchtfleisch in feine Streifen schneiden. Mit dem Blattspinat auf einem Teller anrichten.

• Die Frühlingszwiebel in feine Ringe schneiden und mit dem Olivenöl und dem Balsamico sowie etwas Salz und Pfeffer und optional etwas Koriander zu einem Dressing verrühren. Das Dressing über den Salat geben.

Nährwerte pro Portion
235 kcal • 20,6 g Fett • 6,3 g KH • 6,3 g Eiweiß

Gemüse-Rohkost für unterwegs

Für 1 Portion
⏲ 5 Min.

100 g Kohlrabi • 50 g grüne Paprikaschote • 150 g Salatgurke • 100 g Kirschtomaten • 20 g Walnüsse

• Den Kohlrabi, die Paprika und die Gurke in Stifte schneiden.

• Mit den Kirschtomaten und den Walnüssen anrichten oder in eine Brotzeitbox geben. Ideal zum unkomplizierten Mitnehmen als Mahlzeit für unterwegs oder fürs Büro.

Nährwerte pro Portion
213 kcal • 14,9 g Fett • 11,7 g KH • 7,4 g Eiweiß

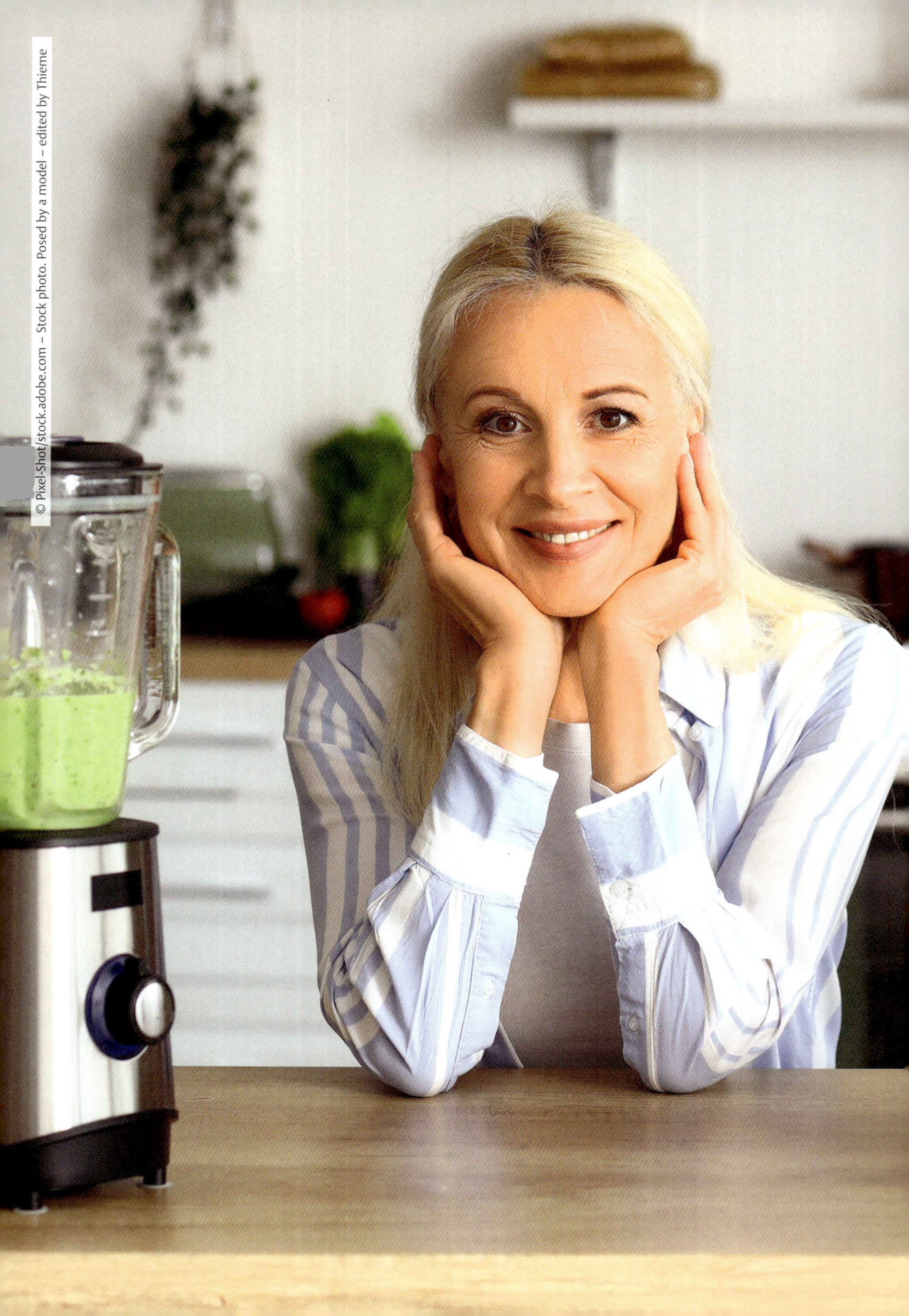

Jung und gesund mit Scheinfasten

Es gibt ihn doch, den natürlichen Jungbrunnen – ganz ohne Medikamente oder teure Mittel: Scheinfasten verjüngt und tut der Gesundheit gut.

Warum Fasten gut für uns ist

Fasten hat verblüffende Auswirkungen auf Alterungsprozesse, wie bahnbrechende Studien untermauern.

Altersforscher Professor Valter Longo entwickelte in den 2010er-Jahren ein spezielles Fastenprogramm, das im Mittelpunkt seiner bahnbrechenden Studien steht, die seit einigen Jahren veröffentlicht werden. Der Zellbiologe, Gerontologe und Leiter des Longevity-Instituts der University of Southern California stützt sich dabei auf die vielfältigen Erkenntnisse zur Wirkung des Fastens und zur Vorbeugung zahlreicher unterschiedlicher Erkrankungen.

Es waren nur 19 Personen, die für Aufsehen in der Wissenschaft sorgten. Sie waren Teilnehmende einer Studie Professor Longos. Eine Studie mit derart wenigen Teilnehmenden weckt üblicherweise unter Fachleuten wenig Interesse, erst recht, wenn es darum geht, uns der Suche nach dem ewigen Jungbrunnen ein Stück näher zu bringen.

Dennoch gelang es dem Altersforscher, seine Ergebnisse im Juli 2015 im renommierten Fachblatt Cell Metabolism zu veröffentlichen.[1] Ursache war, dass Longo Erstaunliches feststellte, denn was er zunächst bei Hefezellen und später bei Mäusen entdeckte, ließ sich auch beim Menschen beobachten: Durch fünftägiges Scheinfasten setzte eine nachhaltige Verjüngung ein und Risikofaktoren für Diabetes, Schlaganfall und Krebs waren zurückgegangen, etwa die Höhe des Blutzuckerspiegels, Entzündungsfaktoren im Blut oder das Bauchfett. Auch das Gewicht und der Bauchumfang sanken. Bestimmte Marker, die eine Regeneration des Körpers anzeigen, fanden sich dagegen vermehrt im Organismus. So konnten die Forschenden etwa höhere Mengen an Stammzellen im Blut der Teilnehmenden nachweisen, die eine Verjüngung des Körpers anzeigen.

Weitere Studien bestätigten die Ergebnisse – und mehr noch: Im Jahr 2024 konnte Longo nachweisen, dass zeitweises Fasten auch das Immunsystem verjüngt und unser biologisches Alter um 2,5 Jahre herabsetzt.[2]

Nicht nur Longo machte diese Entdeckungen. Auch Studien ohne seine Beteiligung stellten den Nutzen des Scheinfastens heraus. Sie zeigten beispielsweise einen positiven Effekt bei Alzheimer,[3] auf unsere kognitive Funktion,[4] auf die Wirkung einer Chemotherapie[5] und die Lebensqualität von Krebspatientinnen und -patienten.[6]

Was Longos Entdeckungen für uns bedeuten

Longos Entdeckungen sind richtungsweisend. Denn sie bedeuten, dass wir durch eine relativ einfach durchzuführende Maßnahme wie einer fünftägigen Fastenkur von nachhaltigen Gesundheitsvorteilen profitieren und uns verjüngen können – und dadurch nachweislich einige gesunde Jahre mehr geschenkt bekommen. Am erstaunlichsten war aber die folgende Tatsache: Offenbar ist es für diese Effekte gar nicht nötig, wie beim klassischen Heilfasten komplett auf Nahrung zu verzichten, was zudem sicherlich nicht jedermanns Sache ist.[7] Es genügt, für einige wenige Tage dreimal täglich auf besonders gesunde, pflanzliche Lebensmittel, hauptsächlich Gemüse, zu setzen und die Kalorienzufuhr lediglich einzuschränken. Simple Gemüse-Mahlzeiten wirken also wie eine Anti-Aging-Kur für unsere Zellen.

Damit beweist der Fund Longos auch, dass wir gar nicht so viel verändern müssen, um etwas für unsere Gesundheit zu tun. Und es erklärt ebenso, dass wir keine Diäten brauchen oder immer neuen Ernährungstrends hinterherlaufen müssen, um gesund zu leben. Unser natürliches Verjüngungsprogramm ist evolutionär in uns verankert und hält uns gesund – sofern wir es regelmäßig aktivieren.

Das Fasten liegt in unseren Genen, es steckt in unserer Biologie, wie Fastenexperte Prof. Dr. med. Andreas Michalsen von der Charité Berlin einmal sagte. Es ist so alt wie die Menschheit und hat sich bewährt, wenn es darum geht, das eigene Wohlbefinden zu steigern und unsere Gesundheit zu erhalten.

Überfluss mit dramatischen Folgen

Über Essen, das uns rund um die Uhr zur Verfügung steht, kann sich der Mensch aus Sicht der Evolution erst eine sehr kurze Zeitspanne freuen. Unsere Vorfahren mussten mit harten Wintern und schlechten Ernten zurechtkommen und Essen musste vor allem erst einmal mühsam gefangen oder gesammelt werden. Der Steinzeitmensch war an wiederkehrende Fastenzeiten gewöhnt und es war üblich, dass der Magen nicht regelmäßig gefüllt war. Doch trotz leeren Magens konnten sich unsere Vorfahren nicht verkriechen und ausruhen. Im Gegenteil: Um neue Nahrung zu ergattern, brauchte es Energie. Und die bekamen unsere Vorfahren durch die Fähigkeit ihres Körpers, den Energiebedarf zeitweise auch ohne Essen zu decken. Der Körper stellt dabei stufenweise seinen Metabolismus, also den Stoffwechsel, von Nährstoffen auf körpereigene Reserven um. Die Möglichkeit, tagelang ohne Nahrungszufuhr zu überleben, ist somit einer der Grundpfeiler der Evolution.

Diese geniale Fähigkeit haben uns unsere Vorfahren vererbt. Noch heute tragen wir diesen metabolischen Fastenschalter in uns. Der metabolische Switch war in der Steinzeit ein Überlebensvorteil und ist es noch immer, wenn auch heute in einer anderen Weise. Doch knipsen wir diesen Schalter leider selten oder gar nicht an – und das hat beunruhigende Auswirkungen auf unsere Gesundheit.

Heute steht uns jedes erdenkliche Lebensmittel in großer Menge fast jederzeit zur Verfügung und wir haben, wann immer wir wollen, Zugang zu den verschiedensten Sorten an Gemüse, Obst, Getreide, Nüssen und vielem mehr. Müssten wir daher nicht eigentlich vor Gesundheit strotzen, bei all den Möglichkeiten, den Körper optimal zu versorgen?

Leider ist das nicht der Fall. Viele Menschen fühlen sich energielos und erschöpft. Die Zahlen an Zivilisationserkrankungen steigen. Immer häufiger leiden Menschen an Herz-Kreislauf-Erkrankungen, Krebs, Diabetes Typ 2 und auch psychische Erkrankungen sind auf dem Vormarsch.

Wie passt das zusammen? Eigentlich sollte es uns heute doch leicht möglich sein, uns so zu ernähren, dass der Körper das bekommt, was er braucht. Dass dies nicht so ist, dafür gibt es verschiedene Gründe.

Problem: Hochverarbeitete Lebensmittel. Ein Großteil unserer Lebensmittel ist heute industriell verarbeitet. Wir nehmen 50 bis 70 Prozent unserer Nahrungsenergie im Schnitt über bearbeitete Lebensmittel auf. Dabei geht ein erheblicher Teil an Mikronährstoffen und Ballaststoffen verloren, während für den Körper unnötige, oft künstliche Zusätze hinzugefügt werden. Mit erheblichen Folgen für unsere Gesundheit: Hochverarbeitete Lebensmittel können aufgrund ihrer minderwertigen Zusammensetzung, dem hohen Zucker- und Salzgehalt sowie zahlreicher Zusatzstoffe der Gesundheit enorm schaden.

Forschende der Central Queensland University haben die Erkenntnisse aus 45 Metaanalysen sowie 14 Übersichtsarbeiten zusammengetragen und das erschreckende Ergebnis ist: Ein hoher Verzehr hochverarbeiteter Lebensmittel, wie er heute in der westlichen Welt üblich ist, ist verbunden mit einem erhöhten Risiko für 32 negative Folgen wie frühzeitigem Tod, Krebs, Diabetes Typ 2, Herz-Kreislauf- sowie psychischen Erkrankungen.[8]

Problem: Weniger Vitamine im Essen? Immer wieder heißt es, unsere Lebensmittel seien an Mikronährstoffen verarmt. Diese Aussage stützt sich allerdings auf wenige wissenschaftliche Untersuchungen und zudem schwanken die Gehalte an Mikronährstoffen naturgemäß sehr stark.

Als gesichert gilt, dass unsere Böden arm an Selen und Jod sind und dementsprechend auch unsere Lebensmittel, die auf diesen Böden wachsen. Ein Vergleich des Vitamingehalts von 20 Obst- und Gemüsesorten zwischen 1950 und 1999 zeigt geringere Gehalte an Vitamin C, Eisen und Vitamin B_2.[9] Die Forschenden führen dies auf den höheren Wassergehalt der heute üblichen Hochleistungssorten zurück. Wissenschaftlerinnen und Wissenschaftler gehen daher davon aus, dass Hochleistungssorten allgemein eher weniger Mikronährstoffe enthalten als wilde Sorten. Auch sekundäre Pflanzenstoffe finden sich in langsam wachsenden alten Sorten oder in Bio-Lebensmitteln in höheren Mengen. Was den Vitamingehalt zusätzlich schmälern kann: unreife Ernte, weite Transportwege, lange Lagerung im Supermarkt oder zu Hause.

Problem: zu wenige Esspausen. Der Joghurt am Vormittag, der Cappuccino zwischendurch und die Handvoll Snacks am Abend – Essen steht heute immer zur Verfügung und so sind fünf, sieben oder mehr Mahlzeiten keine Seltenheit.

Auf den ersten Blick ist an einer kleinen Zwischenmahlzeit nicht viel dran. Aber: Für unseren Körper ist es jedes Mal so, als würden wir während einer wohlverdienten Pause einen lauten Wecker schrillen lassen. Denn sobald wir etwas essen, schüttet unser Körper das Hormon Insulin aus und sorgt dafür, dass der Zucker aus der Nahrung erst in den Muskelzellen und dann in der Leber gespeichert wird. Statt dass Stoffwechsel, Darm und Zellen eine Pause zur Regeneration bekommen, sind sie im Dauereinsatz und überlastet. Der gesunde metabolische Schalter bleibt ausgeschaltet, auch in der Nacht. Denn während sich unsere Vorfahren noch am Sonnenlicht orientierten, haben wir durch künstliches Licht eine viel längere Essensphase. Im Gegensatz zu früher können wir heute noch spät abends kochen, Snacks zubereiten oder Essen bestellen, was unsere natürliche Esspause in der Nacht verkürzt. Auch während wir schlafen, ist unser Körper zumindest teilweise also noch mit Verdauen und Verstoffwechseln beschäftigt – und der gesunde metabolische Switch bleibt wieder aus.

Ein fataler Mix für unsere Gesundheit

Der Mix aus zu vielen verarbeiteten, nährstoffarmen Lebensmitteln und wenig Esspausen, die uns ermöglichen würden, den metabolischen Schalter umzulegen, führt zu der uns bekannten Situation: Wir werden zwar aufgrund des modernen Gesundheitssystems deutlich älter als unsere Vorfahren, doch erleben wir unsere gewonnenen Jahre nicht unbedingt in Gesundheit.

Natürlich wünscht sich niemand die Steinzeit zurück, um der heutigen Ernährungssituation zu entkommen. Was jedoch für jeden möglich ist: sich ein wenig Steinzeit-Überlebensprogramm in den eigenen Alltag zu holen, um wieder mehr im Einklang mit dem eigenen Körper zu leben und den gesunden Fastenschalter wieder öfter anzuknipsen. Das bedeutet: regelmäßig Scheinfasten und zwischendurch durch die richtigen naturbelassenen Lebensmittel den Fasteneffekt optimal weiterführen. Das geht ganz leicht mit einem guten Plan, erprobten Tipps und den passenden Rezepten (Seite 73).

Metabolischer Switch für gesunde Zellen

Über 15 Stunden am Tag Kalorien aufzunehmen ist keine Seltenheit heutzutage. In dieser Zeit verbrennt unser Körper vornehmlich Kohlenhydrate anstatt Fette. Energie, die nicht benötigt wird, wird in unseren Fettdepots gespeichert und verbleibt dort, bis der metabolische Switch zur Fettverbrennung aktiviert wird. Wenn dies selten geschieht, ist das der Grund, warum so viele Menschen Probleme haben, Gewicht zu verlieren.

Den metabolischen Switch zu aktivieren bedeutet, den Stoffwechselschalter umzulegen vom Ess- auf den Fastenmodus. Genauer: Statt Glukose aus unserer Nahrung werden nun Fettsäuren und Ketone aus unseren Fettdepots verbrannt. Dass dies funktioniert, liegt an Sensoren, mit denen jede unserer Zellen ausgestattet ist. Einer dieser Sensoren ist der Eiweißkomplex mTorC1 (mechanistic Target of Rapamycin 1). Er reagiert auf das Angebot an verfügbaren Nährstoffen, besonders auf vorhandene Aminosäuren (Eiweiße). Essen wir ein Steak oder ein Ei, springt mTorC1 an und aktiviert körperaufbauende (anabole) Prozesse, d. h. die Neubildung und Speicherung von Eiweißen. mTorC1 wird ebenfalls aktiv, wenn Wachstumsfaktoren wie IGF-1 (Insulinlike Growth Factor 1) in unserem Blut zirkulieren. Das passiert, wenn wir viele Kohlenhydrate oder Proteine essen. Zusätzlich registriert die Proteinkinase PKA, wenn wir Zucker essen, und leitet das Signal an mTorC1 weiter.

Das heißt, registriert mTorC1 eine ausreichende Nahrungszufuhr durch einen hohen Blutzucker- und IGF1-Spiegel, befindet sich der Körper im Aufbau- und Wachstumsmodus. Neue Zellen werden gebildet, neue Gewebe und auch Muskeln, was sich Sportlerinnen und Sportler etwa mit einer eiweißreichen Ernährung zunutze machen.

Sind Blutzucker und IGF1 dagegen niedrig, wird der Gegenspieler von mTor1C aktiv, der Energiesensor AMPK (Adenosin-Monophosphat aktivierte Proteinkinase). Nun tritt das Gegenprogramm in Kraft, das das Energiedefizit in der Zelle ausgleichen soll. Abbauende Prozesse – Katabolismus genannt – werden gestartet, um an Energie zu kommen. Hierfür werden Fettsäuren aus den Fettdepots mobilisiert und es wird ein »Reinigungstrupp« in die Zellen losgeschickt. Unbrauchbarer Zellmüll wird aufgespürt, recycelt und wiederverwertet. Dieser auch Autophagie genannte Reinigungsprozess befreit uns von defekten Zellstrukturen, kaputten Mitochondrien (Zellkraftwerken) oder fehlgefalteten Proteinen. Alles wird wie bei der Mülltrennung in seine Einzelteile zerlegt, um dem Körper als Treibstoff und Baumaterial für neue Zellen und Zellbestandteile zu dienen. In der Evolution sicherte die Autophagie unser Überleben in Hungerszeiten. Auch heute profitieren wir von ihr, allerdings in anderer Weise. Die Autophagie unterstützt die Zellreparatur und Zellerneuerung und sorgt für gesunde Zellen. Sie ist somit eine Verjüngungskur von innen und beugt zahlreichen Erkrankungen vor.

Scheinfasten effektiver als Intervallfasten

Den metabolischen Switch zu aktivieren ist der Zündschlüssel für die gesunden Fasteneffekte in Ihrem Körper. Es initiiert zahlreiche Mechanismen im Körper, die zu vielversprechenden Veränderungen und verbessertem Gesundheitsschutz führen. Das Scheinfasten führt im Vergleich zum Intervallfasten zu einer intensiveren Zellreinigung und Regeneration und daher zu ausgeprägteren Fasteneffekten.

Wenn der metabolische Switch fehlt

Wird der metabolische Schalter nicht umgelegt, kommt es kaum zur Autophagie. Die Zellreinigung ist unzureichend, es sammelt sich Zellmüll an und unsere Zellen arbeiten nicht so einwandfrei, wie sie es eigentlich könnten. Alles Ursachen dafür, dass wir schneller altern und begünstigend für Krankheiten wie Krebs (fehlende Tumorsupression, fehlregulierter Zelltod), Demenzerkrankungen (gestörter intrazellulärer Proteinabbau) und Infektionskrankheiten (gestörte Beseitigung intrazellulärer Erreger). Die Autophagie spielt also eine wichtige Rolle für gesunde Zellen und damit für unsere Gesundheit.

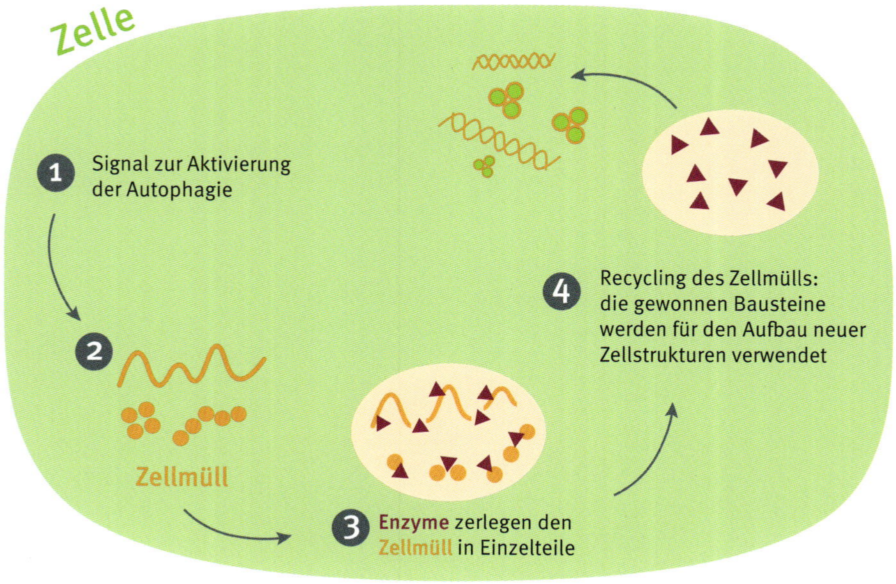

Metabolischer Switch

Optimal: Essen und Fasten im Wechsel

Wenn in unseren Ernährungsgewohnheiten die Ursache für viele Erkrankungen liegt, bedeutet dies umgekehrt: Wir haben unsere Gesundheit zu einem großen Teil selbst in der Hand und können jederzeit die Weichen auf »gesund« stellen. Befreien wir unsere Zellen regelmäßig von Zellmüll, regen die Regeneration und Zellerneuerung an – anstatt diese ausgeschaltet zu lassen –, schaffen wir es, einen neuen Kurs einzuschlagen. Und der Schlüssel dazu ist das Scheinfasten.

Mit dem Scheinfasten versetzen Sie den Körper durch kleine, aber nährstoffreiche Mahlzeiten in den Fastenzustand. Obwohl Sie nicht vollständig aufs Essen verzichten, profitiert Ihr Körper von den zahlreichen Gesundheitsvorteilen des Fastens.

So funktioniert's – essen und doch fasten

Scheinfasten ist nicht nur ein wissenschaftlich erprobter Weg zu mehr Gesundheit, es ist auch im Alltag leicht umsetzbar. Was ist das Geheimnis der revolutionären Methode?

Während der fünftägigen Scheinfastenkur gelangt Ihr Körper in den Fastenmodus, während Sie täglich drei Mahlzeiten essen. Dies gelingt, weil den Zellen durch eine ausgewählte Lebensmittelauswahl ein Energiemangel vorgetäuscht wird, sodass diese den Fastenmodus aktivieren.

Die Idee des Scheinfastens ist geboren

Klassisches Heilfasten hat einige Nachteile: Es ist in unserem heutigen Alltag nur schlecht umzusetzen, mit dem Berufsleben schlecht vereinbar und nicht jeder möchte extra Urlaub nehmen, um zu fasten. Heilfasten kann außerdem aufgrund des ausgedehnten Kalorienverzichts den Kalorienverbrauch im Ruhezustand senken, was eine spätere Gewichtszunahme begünstigt. Trotz der zahlreichen Gesundheitsvorteile kann es bei schweren Erkrankungen nicht angewendet werden, um den Körper durch das Kaloriendefizit nicht weiter zu schwächen.

Seit Beginn seiner Forschung erkundete Professor Longo, wie wir durch eine Kalorienreduktion gesünder und länger leben, und suchte nach einem Prinzip, mit dem man die positiven Effekte des Fastens nachahmen konnte. Nachdem er seine erstaunlichen Entdeckungen gemacht hatte (Seite 12), war er es auch, der die Prinzipien der fünftägigen Scheinfastenkur entwickelte.

Wenn es Ihnen gelingt, diese fünf Tage in Ihren Alltag einzubauen, dann machen

Sie sich und Ihrem Körper ein großes Geschenk und werden es rundherum spüren.

Scheinfasten ist ideal, um ...
... regelmäßig den metabolischen Switch zu aktivieren,

... nachhaltig und entspannt die Gesundheit zu fördern,

... das Wohlbefinden zu steigern und effektiv vorzubeugen,

... den gesunden Lebensstil mit wenig Aufwand zu optimieren,

... Ihre bisherigen Ernährungsgewohnheiten aufzuwerten.

Fünf Tage essen, in den Fastenmodus kommen

Fünf Tage dürfen Sie dreimal täglich kleine Portionen essen, die Ihrem Körper mit frischen, gesunden Lebensmitteln einen Nahrungsmangel vortäuschen, sodass er in den Fastenmodus gelangt. Gleichzeitig genießen Sie die Vorteile des klassischen Fastens und stoßen eine Menge gesunder Prozesse an: Die Zellen verjüngen sich, Bauchfett schwindet, entzündliche Prozesse werden gemildert, auch viele chronische Beschwerden und schlechte Blutwerte bessern sich. Alles in allem lassen eine Reihe von chronischen Beschwerden nach.

Klingt zu schön, um wahr zu sein? Bei genauer Überprüfung wird deutlich: Das Scheinfasten ist, wie eingangs beschrieben, wissenschaftlich hinreichend untersucht. Zahlreiche Studien bestätigen die Wirksamkeit des Konzepts.

Dem Altern entgegenwirken

Genau wie beim klassischen Fasten kommt es auch beim Scheinfasten zum metabolischen Switch: Unser Körper gelangt in den gesunden Fastenstoffwechsel, der mit jedem Fastentag mehr angeregt wird. Evolutionär war der Fastenstoffwechsel vor allem eine Überlebensstrategie unseres Körpers, um in Notzeiten auch mit wenig Nahrung auszukommen. Auf Zellebene regenerieren die Zellen, Alterungsprozesse werden verlangsamt, aufgehalten und teilweise sogar in gewissem Maße umgekehrt.

Das Fasten gilt in vielen Kulturen bereits seit Jahrhunderten als gesundheitsfördernd. Lange wusste man jedoch nicht, worauf diese Effekte beruhen. Inzwischen kann die Wissenschaft erklären, warum der Fastenstoffwechsel so gesund für uns ist. Dabei stehen zwei Begriffe ganz oben auf dem Zettel: die Ketose und die Autophagie.

Was ist Ketose?

Damit der metabolische Schalter auf den gesunden Fastenstoffwechsel umgelegt wird, ist es wichtig, die Glykogenspeicher unserer Leber nicht weiter mit Zucker, unserem üblichen Hauptenergielieferanten, zu füttern und diesen aufzubrauchen. Daher gilt es jetzt, auf schnell verwertbare Kohlenhydrate wie aus Nudeln oder Reis und Snacks zu verzichten.

Sind nach zwölf bis 36 Stunden die Glykogenspeicher in der Leber und unseren Muskeln geleert, nutzt unser Körper Ketone als alternative Energiequelle. Der Körper greift dabei auf unsere Fettdepots zurück. Aus Fettsäuren und den daraus gebildeten Ketonkörpern, die bei Kohlenhydratmangel als Nebenprodukt der Fettverbrennung entstehen, gewinnt unser Körper neue Kraft. Ketonkörper dienen als Energiequelle und sind Signalmoleküle, von denen unsere Gesundheit profitiert. Sie reduzieren Hungergefühle und Heißhunger, hemmen Entzündungen[10] und schützen unsere Zellen vor oxidativem Stress.

Autophagie: Das Zellwunder

Schon immer suchten Menschen nach einem Jungbrunnen. Dabei ist unser Körper in der Lage, sich ganz natürlich zu erneuern und jung zu halten, genauer gesagt: seine Zellen. Dieser Prozess wird Autophagie genannt und setzt sich zusammen aus dem lateinischen »auto« für »selbst« und dem griechischen »phagein« für »verdauen«.

Zellerneuerung im Zeitraffer

Im Gegensatz zur üblichen Zellerneuerung läuft die Autophagie wesentlich schneller und flexibler ab. Sie kann täglich für Zellerneuerung sorgen, während eine sonstige Zellneubildung Tage bis Jahre dauern kann.

Die Autophagie läuft zwar kontinuierlich, aber lediglich unterschwellig auf niedrigem Niveau in unseren Zellen ab. Essen wir normal, ist ihre Aktivität also gering. Durch Scheinfasten lässt sich die Aktivität der Autophagie erheblich erhöhen. Nach etwa 16 Stunden limitierter Scheinfasten-Mahlzeiten bzw. Fasten wird die Autophagie angeregt und mit jedem Fastentag mehr intensiviert. Dabei unterstützen die richtigen Lebensmittel die gesunde Fastenreaktion des Körpers, ohne die Autophagie zu unterbinden.

Wenn die Autophagie ausbleibt oder gestört ist, altern unsere Zellen schneller, weil sie Zellmüll anhäufen, also Abfallstoffe und kaputte Strukturen. Die Zellen werden krank – und damit auch der Mensch.

Checkliste: Die sieben Bausteine zum Scheinfasten

Bei der fünftägigen Fastenkur essen Sie nach festen Vorgaben. Prof. Valter Longo ermittelte, wie viele Kalorien Sie höchstens essen dürfen, um von den positiven Effekten des Fastens zu profitieren.

Was darf ich beim Scheinfasten essen und trinken? An den Fastentagen sind drei Mahlzeiten erlaubt. Die Wirkung intensiviert sich von Tag zu Tag. Die richtige Auswahl der Lebensmittel ist dabei entscheidend. Gegessen werden nur pflanzliche Lebensmittel mit einem hohen Ballaststoffgehalt und wenig Zucker.

Die eine Hälfte der verzehrten Kalorien besteht daher aus komplexen Kohlenhydraten aus Gemüse und die andere Hälfte aus gesunden Fetten (Nüsse, Olivenöl, Avocados). Der Proteinanteil ist minimal.

Um den Körper nachhaltig zu verjüngen, empfehlen Altersforscher zwei bis vier fünftägige Fastenkuren im Jahr, chronisch Kranke können nach Absprache mit dem Hausarzt sogar monatlich fasten. Getrunken werden dürfen Wasser sowie gerne auch, über den Tag verteilt, drei bis vier Tassen ungesüßter Tee. Auch eine Tasse schwarzer Kaffee ohne Milch und Zucker ist okay.

Nicht erlaubt sind:

- Zucker und süße Getränke
- fruchtzuckerreiche Obstsorten wie Weintrauben, Feigen, Ananas und Mango
- einfache Kohlenhydrate aus Brot, Pasta, Reis oder Kartoffeln
- alle tierischen Lebensmittel, also Fleisch, Fisch, Eier, Käse, Milchprodukte etc.
- Alkohol

1. Mehr mikronährstoffreiche, naturbelassene Lebensmittel

- Diese enthalten wichtige Mikronährstoffe, auf die jede Zelle des Körpers angewiesen ist.
- Unbedingt empfehlenswert: frisch kochen – so wissen Sie auch, was drinsteckt.

2. Mehr Gemüse (und etwas Obst)

- Möglichst regionale, saisonale Sorten wählen (essenzielle Mikronährstoffe, sättigende Ballaststoffe, moderate Menge an komplexen Kohlenhydraten).
- Zuckerarme Obstsorten wie Beeren, Papaya oder Grapefruit wählen.

3. Weniger Eiweiß

- Eiweißzufuhr begrenzen und nur aus pflanzlichen Quellen.
- Tierisches Eiweiß aus Fleisch, Milch und anderen tierischen Produkten meiden.

4. Weniger schnell resorbierbare Kohlenhydrate

- Es wird hauptsächlich Fett zur Energiegewinnung statt Kohlenhydraten verwertet.
- Vor allem schnell verwertbare Kohlenhydrate wie Weißmehl oder helle Nudeln meiden.

5. Mehr hochwertige Fette

- Die Hälfte der Kalorienzufuhr durch gesunde Fette mit wichtigen essenziellen Fettsäuren decken.
- Empfehlenswert: Pflanzliche Öle, Olivenöl, Leinöl, Avocados, Nüsse und Samen.

6. Weniger Kalorien

- Dreimal täglich kleine, nährstoffeiche Mahlzeiten essen.
- Reduzierte Kalorienzufuhr zwischen 750 und 1100 kcal.

7. Mehr Disziplin beim Speiseplan

- Unbedingt die in Studien ermittelten Vorgaben zur Zusammensetzung des Speiseplans einhalten. Tierische Proteine oder zu viele Kalorien blockieren die Fastenreaktion.

Dieses Erneuerungs-, Reparatur- und Reinigungsprogramm schaltet unser Körper in Fastenzeiten an. Defekte oder kaputte Zellen werden entsorgt oder falsch gefaltete Proteine sowie nicht mehr korrekt funktionstüchtige Zellbestandteile gezielt abgebaut. Dieser zelluläre Müll wird recycelt und wiederverwertet, denn unser Körper verschwendet keine Ressourcen.

Was bewirkt die Autophagie?

Die Autophagie ist eine der Selbstheilungsstrategien unseres Körpers, um sich zu erneuern, zu erhalten und gegen schädliche Umwelteinflüsse zu wehren. Sie ist somit ein Baustein für ein langes, gesundes Leben. Denn je besser unsere Zellen sich reinigen und erneuern können, umso gesünder ist der Körper. Im besten Fall ist das Ergebnis der Autophagie eine saubere und funktionstüchtige Zelle und damit ein gesunder Körper.

Das alles ist wissenschaftlich untermauert: Dem Zellforscher Yoshinori Ohsumi wurde für das Verständnis des als Autophagie bezeichneten Prozesses im Jahr 2016 der Nobelpreis verliehen.

Die Autophagie ist ein zentraler Prozess der Alterung. Mit nachlassender Autophagie kommt es zu typischen Alterserscheinungen wie zu Grunde gehenden Nervenzellen (Neurodegeneration), Herz-Kreislauf-Erkrankungen oder Diabetes Typ 2. Auch das Immunsystem altert, wenn die Autophagie nachlässt. Eindringlinge können weniger gut abgewehrt werden, Impfungen wirken weniger, es gibt mehr Entzündungsstoffe in unserem Blut, was wiederum unsere Immunantwort auf Infektionen oder Tumoren schwächt oder auch Arthrose begünstigen kann. Wie das ganz plastisch aussieht, haben Immunologinnen und Immunologen des Max Delbrück Centers in Berlin herausgefunden: Werden in Immunzellen von Mäusen die Autophagie-Gene ausgeschaltet, reagiert das Immunsystem einer zwei Monate alten Maus so wie das einer 18 Monate alten Maus am Ende Ihrer durchschnittlichen Lebenserwartung.[11]

Was passiert beim Scheinfasten?

Schauen wir uns einmal an, was an jedem einzelnen der fünf Scheinfasten-Tage plus einem Tag Refeeding vor sich geht und wie sich die Prozesse auf die Zellverjüngung auswirken.

Tag 1: Zuckerreserven werden geleert. Während der ersten zwölf bis 24 Stunden verbraucht Ihr Stoffwechsel die in Leber und Muskeln gespeicherten Kohlenhydrate und bereitet sich auf den Fastenzustand vor, der zur Optimierung Ihrer Zellen führt.

Tag 2: Metabolischer Switch zur Fettverbrennung. Ihr Blutzucker und Ihr Insulinspiegel sinken und Ihr Körper beginnt, seine Energie aus den Fettspeichern zu beziehen. Neben der Fettverbrennung wird auch die Autophagie aktiviert. Ihr Körper reinigt und erneuert sich selbst.

Tag 3: Ketose und Autophagie werden intensiviert. Spätestens am dritten Tag hat Ihr Körper alle Kohlenhydratreserven komplett verbraucht und die Ketose setzt ein. Fettverbrennung und Autophagie nehmen Fahrt auf. Defekte, schadhafte oder funktionslose Zellstrukturen werden abgebaut und recycelt.

Tag 4: Zellreinigung und Zellerneuerung laufen weiter. Ihr Stoffwechsel befindet sich weiterhin in der Ketose. Zelluläre Reparatur- und Aufräumarbeiten laufen auf Hochtouren. Während defekte Zellen beseitigt werden, regenerieren und verjüngen sich Ihre Zellen. Auch Ihr Immunsystem profitiert, denn Eindringlinge, die in die Zellen eingedrungen sind, werden unschädlich gemacht.

Tag 5: Stammzellaktivierung und Verjüngung. Der Insulinspiegel und das Hormon IGF-1 sind weiter gesunken. Daher hat sich Ihre Autophagie weiter intensiviert und befindet sich nun auf Höchstniveau. Durch die Minimierung des Wachstumsfaktors IGF-1 werden Stammzellen (Seite 56) regeneriert und aktiviert. Zusätzlich werden alte Mitochondrien – die Energiekraftwerke unserer Zellen – durch neue ersetzt. Unser Körper kann uns mehr Energie bereitstellen.

Tag 6: Refeeding. Geschafft! Die stammzellbasierte Verjüngung und Erneuerung sorgt für einen Nachschub an neuen, gesunden Zellen für Blut, Immunsystem, Gewebe und Organe sowie mehr funktionstüchtige Mitochondrien – dies hat

Diese Nahrungsergänzungsmittel sind sinnvoll

Wer fasten möchte, stellt sich oft die Frage, ob man beim Scheinfasten Nahrungsergänzungsmittel einnehmen darf oder sogar sollte – und wenn ja, welche Mikronährstoffe sinnvoll sind. Valter Longo empfiehlt während des Scheinfastens eine ganzheitliche Ergänzung mit Vitaminen und Spurenelementen, die den Körper mit allen wichtigen Mikronährstoffen unterstützt.

Dabei gilt nicht das Motto »viel hilft viel«. Hochdosierte Mikronährstoffe sind nicht zielführend und können Nachteile mit sich bringen.

Ideale Nahrungsergänzungen sind:

- Eine ganzheitliche Ergänzung, die unsere Zellen mit moderaten Mengen aller essenziellen Mikronährstoffe unterstützt,
- zusätzliche Omega-3-Fettsäuren.

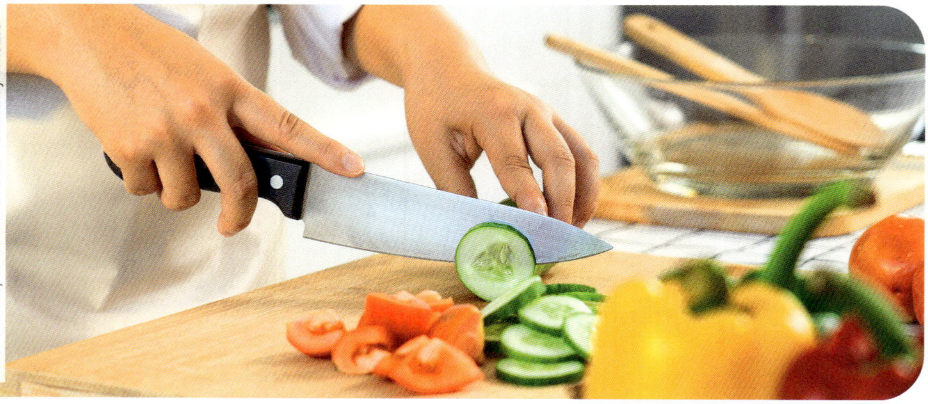
© Pichsakul/stock.adobe.com – edited by Thieme

eine nachhaltige Wirkung auf Ihr Wohlbefinden und Ihr Energielevel.

Fastenmodus trotz Essens?

Abhängig von dem, was wir essen, lösen bestimmte Lebensmittel unterschiedliche Reaktionen in unserem Körper aus. Kohlenhydrate und Eiweiße stellen unseren Stoffwechselschalter in Richtung Wachstum. Die Kombination aus Kalorienreduktion und wenig Eiweiß auf dem Speiseplan legt in unserem Körper entsprechend einen Stoffwechselschalter um: Der Insulin-like Growth Factor1 (IGF-1, Seite 16) sowie das Hormon Insulin werden gesenkt, ebenso der Proteinkomplex mTorC1 (Seite 16). Deren Aufgabe ist es, Aufbauprozesse anzuregen – das Gegenteil von Recycling und Reinigung also. Beim Scheinfasten werden diese durch die spezielle Lebensmittelauswahl ausgeschaltet, um in den Reinigungsmodus zu gelangen und unserem Körper die Chance zu geben, alte und defekte Zellen zu beseitigen und zu recyceln. Der Körper schaltet in sein Reparatur- und Reinigungsprogramm, beseitigt kaputte biochemische Strukturen und molekularen Müll – er räumt in den Zellen auf.

Kann ich mit Scheinfasten auch abnehmen?

Der Gewichtsverlust ist nicht das primäre Ziel des Scheinfastens. Doch nach der fünftägigen Kur haben Fastende in der Regel zwei bis drei Kilo an Gewicht verloren. Entscheidender als der Gewichtsverlust ist jedoch, dass Sie beim Scheinfasten vor allem das so gefährliche Bauchfett abbauen, das zahlreiche Zivilisationserkrankungen wie Herz-Kreislauf-Erkrankungen und Diabetes anfeuert.

Das hat die Gesundheit davon

Was bewirkt denn nun die gezielte Scheinfastenkur alles? Schauen wir uns das einmal genauer an.

Die Zeit kann man nicht zurückdrehen – oder doch? Können wir älter und gleichzeitig gesünder werden? Diese Frage stellte sich auch Scheinfasten-Entwickler Prof. Valter Longo. In seiner Forschung geht es vor allem darum, unsere sogenannte »Healthspan«, also unsere Spanne gesunder Lebensjahre, zu verlängern, hin zu einer verlängerten gesunden Lebenszeit. Denn das Alter auf unserem Pass sagt nichts über das Alter unserer Zellen aus. So kann ein 80-Jähriger das biologische Alter eines 60-Jährigen besitzen und damit voller Lebensfreude und Energie älter werden. Das Geheimnis eines langen und gesunden Lebens gilt als entschlüsselt. Forschende rechnen damit, dass es bald keine Seltenheit mehr sein wird, in bester Verfassung seinen 100. Geburtstag zu feiern. Denn wie wir altern, hat wenig mit unserer Genetik zu tun. Das allermeiste haben wir selbst in der Hand.

Die beiden Studien auf Seite 30/31 zeigen beispielhaft, wie sich das Scheinfasten auf den Alterungsprozess auswirkt.

Scheinfasten und Epigenetik

Die Legende vom Jungbrunnen besagt, dass alle, die aus dem Brunnen trinken oder in ihm baden, augenblicklich wieder in der Blüte ihres Lebens stehen. Zuverlässig wird dieser Mythos in zahlreichen Kulturen erzählt. Die ersten Andeutungen finden sich in den Schriften des Herodot (5. Jhd. v. Chr.). Im Mittelalter erlebten die Erzählungen erneute Sogkraft. Kein Wunder, lag die durchschnittliche Lebenserwartung zu diesen Zeiten bei etwa 27 Jahren und ein längeres Leben war, wenn überhaupt, den Reichen vorenthalten. Grund für das niedrige Lebensalter waren allerdings nicht die Gene, sondern die schlechten Lebensbedingungen, Epidemien sowie unzureichende hygienische und medizinische Bedingungen.

Veränderungen im Erbgut

Heute wissen wir, dass unsere Gene lediglich zu 15 bis 20 Prozent bestimmen, wie wir altern. Den entscheidenden Einfluss hat unser Lebensstil. Dieses Wissen verdanken wir einer noch jungen Disziplin der Biologie namens Epigenetik, die zeigt, wie wir unser Erbgut formen können. Sie lehrt, dass jeder grüne Tee, jeder Spaziergang und jeder Fastenzyklus das Erbgut in unseren Zellen verändern kann. Je öfter, desto nachhaltiger.

Der richtige Lebensstil aktiviert dabei Gene, die uns vor Krebs, Entzündungen und Herz-Kreislauf-Erkrankungen schützen. Dabei bleibt der eigentliche Code der DNA unberührt. Was sich verändert, spielt sich auf den Genen ab. Dieser zweite genetische Code beruht auf An- und Ausschaltern, die bestimmen, welche Gene eine Zelle ablesen kann und welche nicht.

Die amerikanische Molekularbiologin und Nobelpreisträgerin Elizabeth Blackburn zeigte, wie rasch unser Lebensstil die An- und Ausschalter unserer Gene verändert.[12] Durch eine dreimonatige gesunde Ernährung (mit viel Pflanzenkost, vegetarisch, mikronährstoffreich) plus Bewegung konnten die Teilnehmenden 48 Gene aktivieren und 453 stummschalten – darunter zahlreiche, die die verschiedensten Erkrankungen begünstigen. Ebenso wie die richtige Ernährung nimmt auch das Fasten entscheidenden Einfluss auf unsere Epigenetik.

Fasten verlangsamt Alterung

Als ziemlich sicher gilt bisher, dass zeitweises Fasten das Leben von Fruchtfliegen und Mäusen verlängert. Sicher ist auch, dass Fasten zahlreiche Gesundheitsparameter wie das Gewicht, den Blutdruck und den Blutzucker verbessert und so indirekt die Lebenserwartung erhöht. Ob eine Kalorienreduktion aber auch direkt das Leben verlängert, war für Forschende lange kaum zu untersuchen, da sich Alterung nicht anhand einfacher Parameter messen lässt.

Seit einiger Zeit gibt es allerdings epigenetische Marker, anhand derer Forschende das biologische Alter eines Menschen ziemlich genau abschätzen können. Diese hat auch Daniel Belsky von der Columbia University in New York verwendet, um die Effekte einer Kalorienreduktion auf das biologische Alter zu bestimmen. Der Forscher nutzte dazu sogenannte Methylierungsmarker, also Markierungen, die auf dem Erbgut der Teilnehmenden sitzen und für das An- und Abschalten bestimmter Gene sorgen. Diese Methylierungsmarker zeigen epigenetische Veränderungen auf dem Erbgut an. Das Ergebnis: Teilnehmende, die über zwei Jahre 25 Prozent weniger Kalorien (aber dennoch alle essenziellen Mikronährstoffe) zu sich nahmen, verlangsamten das Tempo ihrer Alterung um zwei bis drei Prozent.[13] Doch wie lässt sich das so genau ermitteln? Und müssen es wirklich zwei Jahre Kalorienrestriktion sein?

Epigenetische Uhren

Mit dem Alter verändern sich die Methylierungsmarker auf unseren Genen. Anhand dieser epigenetischen Uhren lässt sich das biologische Alter ziemlich exakt abschätzen und es können Rückschlüsse auf die Alterung des Organismus geschlossen werden.

Als Entdecker der epigenetischen Uhren gilt der deutsch-amerikanische Biomathematiker Steve Horvath. Er entwickelte basierend auf den Mustern der Methylierungen die erste epigenetische Uhr, unter Forschenden bekannt als Horvath-Uhr. Die Genauigkeit seines Modells war erstaunlich. An fast jeder Zelle des Körpers ließ sich nun ablesen, wie alt wir sind, und zwar auf Monate genau. Das ist so exakt, dass viele Gutachterinnen und Gutachter seine Ergebnisse im Jahr 2011 zunächst mit Skepsis betrachteten. Die Werte waren zu gut, um wahr zu sein. Dazu muss man wissen, dass Zusammenhänge in Studien meist Korrelationen im Bereich 0,6 bis 0,7 erreichen. Eine Korrelation mit dem Wert 1 zeigt den höchsten Zusammenhang an. Horvaths Messparameter zur Ermittlung der Zellalterung erreichte eine Korrelation von unglaublichen 0,96.[14] Seit dieser Veröffentlichung hat Horvath seine epigenetische Uhr weiter verfeinert und diese gilt mittlerweile als Beginn einer neuen Zeitrechnung für die Altersforschung. Nachgewiesen ist bisher, dass das biologische Alter durch Maßnahmen eines gesunden Lebensstils wie eine gesunde Ernährung oder auch durch eine dauerhafte Kalorienrestriktion beeinflusst wird.

Scheinfasten verjüngt um 2,5 Jahre

Über Jahre weniger Kalorien aufzunehmen ist nun nicht jedermanns Sache. Auch Valter Longo war daher natürlich daran interessiert zu erfahren, inwieweit wir mit dem Scheinfasten unser biologisches Alter senken können. Auch wenn weitere Studien folgen müssen, so konnte er 2024 erstmals ermitteln, dass Scheinfasten tatsächlich das biologische Alter um 2,5 Jahre senken kann und damit Alterungsprozesse effektiv aufhält.[15]

Scheinfasten gegen Entzündungen

Chronische Entzündungen können lange unbemerkt in unserem Körper schwelen und unser Immunsystem, unsere Gefäße und unsere Organe belasten. Vor allem stille Entzündungen sind gefährlich für uns. Sie verlaufen lange ohne

Zwei Studien im Check

Können wir durch Scheinfasten wirklich länger gesund leben? Die Ergebnisse aus Longos zahlreichen Studien sind vielversprechend. Zwei Studien zeigen die Wirkung beispielhaft:

Studie 1: Stoffwechsel-Reset durch Scheinfasten

→ *Geringerer Blutdruck, weniger Gewicht und Bauchfett.*

Bei der Untersuchung zeigte sich, dass Scheinfasten zahlreiche Gesundheitsvorteile mit sich bringt und das Risiko für Herz-Kreislauf-Erkrankungen und Krebs senkt.

Wer führte die Studie durch? Dr. Min Wei und Dr. Valter Longo vom Longevity Institute, School of Gerontology der University of Southern California, Los Angeles, in Zusammenarbeit mit Prof. Andreas Michalsen von der Charité Berlin. Veröffentlicht 2017 im Fachmagazin Science Translational Medicine.[17]

Was war der Umfang der Studie? Das Forschendenteam beobachtete 100 Teilnehmende zwischen 20 und 70 Jahren, die über drei Monate jeweils alle vier Wochen fünf Scheinfasten-Tage einlegten.

Was wurde untersucht? Die Wissenschaftler untersuchten den Einfluss des Scheinfastens auf Risikofaktoren für Altern, Krebs, Herz-Kreislauf-Erkrankungen und Diabetes.

Das Ergebnis: Das Scheinfasten reduzierte wirksam zahlreiche Marker, die mit einem längeren Leben und geringeren Krankheitsrisiko in Verbindung stehen:

- Der Blutdruck sank (systolisch -4,5 mmHg, diastolisch -3,1 mmHg)
- Entzündungen gingen zurück (gemessen am C-reaktiven Protein)
- Der Bauchumfang verringerte sich (-2,5 bis 5 cm)
- Das Gewicht sank, aber nicht die Muskelmasse (-3 kg)
- Der Körperfettanteil sank
- Der Anteil an Bauchfett ging zurück
- Der Blutzucker sank in den gesunden

Bereich (bei erhöhten Werten auf unter 99 mg/dl)
- Die Cholesterinwerte sanken (bei erhöhtem Cholesterin 20 mg/dl; bei Normalcholesterin um -5 mg/dl)
- IGF-1 ging zurück (assoziiert mit geringerem Krebsrisiko)

Grund für die Gesundheitseffekte? Die erhöhte Zellregeneration und Verjüngung auf zellulärer Ebene.

Fazit: Gesundheitseffekte sind von Dauer und noch drei Monate nach Studienende zu beobachten. Aufgrund der zahlreichen Gesundheitsvorteile sinkt das Risiko für Krebs, Diabetes und andere Erkrankungen, die mit dem Älterwerden in Verbindung gebracht werden. Die Vorteile – Gewichtsabnahme, geringerer Bauchumfang, Blutdruck und IGF-1-Levels – blieben nachhaltig.

Studie 2: Natürlich die biologische Uhr zurückgedreht

→ *Verjüngung von innen*

Studien zufolge kann Scheinfasten unser biologisches Alter um 2,5 Jahre senken und die Zellen verjüngen.

Wer führte die Studie durch? Ein Forschendenteam des Longevity Institute, Leonard Davis School of Gerontology, University of Southern California in Los Angeles sowie das Institut für Molekulare Onkologie des Italienischen Krebsforschungsinstituts in Mailand, Italien. Veröffentlicht im Fachmagazin Nature Communications 2024.[18]

Was war der Umfang der Studie? 100 Teilnehmende zwischen 18 und 70 Jahre, die über drei Monate monatlich fünf Tage das Scheinfasten praktizierten und danach 25 Tage normal, d. h. wie sie es sonst gewohnt waren, weiteraßen.

Was wurde untersucht? Die Forschenden analysierten zahlreiche Gesundheitsmarker vor und nach dem Scheinfasten sowie erstmals auch das biologische Alter.

Das Ergebnis: Das Scheinfasten verbesserte zahlreiche Parameter, die eine Verjüngung anzeigen:
- Reduktion des biologischen Alters um 2,5 Jahre
- Verjüngung der Stoffwechselfunktion
- Verjüngung der Immunfunktion
- Reduktion von Leber- und Bauchfett
- Rückgang der Insulinresistenz
- Geringerer Langzeitzuckerwert (HbA1c)

Grund für die Gesundheitseffekte? Die durch Scheinfasten ausgelöste erhöhte Zellregeneration, Verjüngung sowie Aktivierung der Stammzellen.

Fazit: Das Scheinfasten verringert das biologische Alter, reduziert zahlreiche Risikofaktoren und erhöht die Zahl gesunder, junger Zellen im Körper – auch dann, wenn im Alltag wie gewohnt gegessen wird.

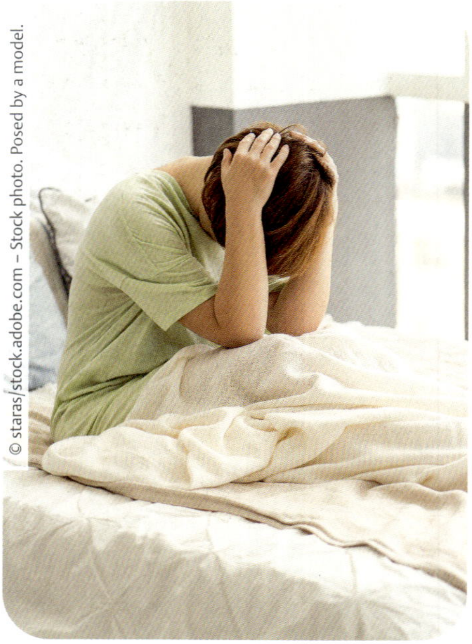

die typischen Symptome einer klassischen Entzündung wie Fieber, Rötung und Schmerzen. Erst nach einer gewissen Zeit bemerken wir, dass wir uns müde, schlapp und energielos fühlen. Unser Immunsystem befindet sich im dauerhaften Alarmzustand und hat keine Energie mehr für wichtigere Aufgaben.

Ketone wirken hochgradig antientzündlich

Mit der Zeit erhöhen die vielen Entzündungsstoffe in unserem Körper das Risiko für so ziemlich jede Zivilisationskrankheit. Sie schädigen die Gefäße und erhöhen so das Herzinfarktrisiko. Sie fördern eine Insulinresistenz und ebnen damit einer Diabetes-Erkrankung den Weg. Und sie erhöhen das Krebsrisiko. Denn wenn das Immunsystem ständig anderweitig beschäftigt ist, hat es keine Energie, sich um entartete Zellen zu kümmern, die täglich tausendfach in unserem Körper entstehen. Entzündungsstoffe stehen außerdem in Verdacht, Depressionen, Demenz und Autoimmunerkrankungen zu begünstigen. Alles mehr als genug Gründe, dagegen etwas zu tun und Entzündungsprozesse im Körper möglichst gering zu halten. Mit dem Scheinfasten können Sie nachhaltig etwas gegen Entzündungen tun, denn die dabei produzierten Ketone wirken hochgradig anti-entzündlich.

Fünf Tage Scheinfasten: ideal gegen Entzündungen

Longos Forschendenteam veröffentlichte 2017 in einem Fachjournal eine Studie zur Wirkung des Scheinfastens auf Entzündungen und weitere Risikofaktoren für viele Zivilisationserkrankungen.[16] Normalessende wurden dabei mit Teilnehmenden verglichen, die über drei Monate jeweils einmal im Monat fünf Tage scheinfasteten. Das Ergebnis: Das C-reaktive Protein (CRP) – einer der wichtigsten Entzündungsmarker in unserem Blut – sank bei den Teilnehmenden der Scheinfasten-Gruppe, besonders bei denjenigen mit bereits erhöhten Werten.

Darmgesundheit: Scheinfasten effektiver als Heilfasten

Was, wenn Scheinfasten auch im Darm Entzündungen reduzieren könnte und so den Darm bei der Heilung unterstützt und vielleicht sogar repariert? Um Patientinnen und Patienten mit entzündlichen Darmerkrankungen zu helfen, führte Longos Forschendenteam weitere Studien durch, veröffentlicht im Fachjournal Cell Reports.[19] Die Ergebnisse machen Hoffnung: Die Darmentzündungen gingen durch das Scheinfasten zurück.

Doch worauf beruht der Effekt? Der Darm reparierte sich selbst durch Bildung neuer Stammzellen (Seite 56) und zusätzlich durch eine Verbesserung des Darm-Mikrobioms. Diese Stammzellen sind in der Darmschleimhaut dafür zuständig, ständig einen Nachschub an gesunden, neuen spezialisierten Darmzellen zu bilden. Longo kombinierte hier Humanstudien mit den Ergebnissen eines Mausmodells für mehr Details zu den Veränderungen an den Darmzellen.

Das Spannende dabei: Scheinfasten wirkt sogar besser als klassisches Fasten, so Longo. Reines Wasser-Fasten zeige nicht den Effekt des Scheinfastens, denn im Gegensatz zur Nulldiät liefert das Scheinfasten darmgesunde Ballaststoffe, die ein intaktes Mikrobiom und eine stabile Darmbarriere zusätzlich fördern.

Effekt auf rheumatische Erkrankungen

Auch bei rheumatischen Erkrankungen spielen entzündliche Prozesse eine große Rolle. Wissenschaftlerinnen und Wissenschaftler analysierten in einer Literaturübersicht den derzeitigen Stand der Forschung zur Wirkung des Scheinfastens auf rheumatische Erkrankungen.[20] Auch wenn die Forschenden zu bedenken geben, dass weitere Forschungen nötig sind, um die zellulären Abläufe näher zu verstehen, zeigen einige Studien bereits jetzt eine Verbesserung des Krankheitsverlaufs bei Patientinnen und Patienten mit Rheumatoider Arthritis.

Bauchfett loswerden

Weniger Bauchfett = weniger Entzündungen. Warum das so ist? Das in der Leber gespeicherte Fett spielt eine besondere Rolle bei der Entstehung von Entzündungen. Denn die Fettzellen der Leber produzieren Entzündungsstoffe, die sich im ganzen Körper verteilen und somit Entzündungen befeuern und das Risiko für viele Erkrankungen steigern. Scheinfasten wirkt effektiv gegen Bauchfett und konnte den Bauchumfang um im Schnitt vier Zentimeter reduzieren (bei drei fünftägigen Scheinfastenzyklen über drei Monate).

Auch das Gehirn profitiert

Longo vermutet, dass Scheinfasten auch zu weniger Demenz führen könnte. Die Forschenden fanden nach dem Scheinfasten geringe Mengen an Markern für Alzheimer, sogenannten Amyloid-beta Plaques und weiteren Proteinen, die sich im Gehirn ablagern. Gleichzeitig reduzierten sich entzündliche Prozesse im Gehirn und es wurden bessere Ergebnisse in kognitiven Tests erzielt. Diese Ergebnisse stammen aus Mausmodellen und müssen noch in Humanstudien bestätigt werden.[21]

Scheinfasten gegen Krebs

Noch steht die Schulmedizin dem Fasten bei Krebs eher skeptisch gegenüber. Das könnte sich allerdings bald ändern: Studien zeigten, dass Scheinfasten ein Baustein in der Behandlung von Krebs sein könnte.

Während das Fasten aufgrund seiner schmerzlindernden und entzündungshemmenden Wirkung bei rheumatischen Erkrankungen bereits von der Schulmedizin akzeptiert ist und auch bei Bluthochdruck oder Diabetes Anwendung findet, schien das Fasten bei Krebserkrankungen auf den ersten Blick lange ungeeignet. Das könnte sich jedoch ändern.

Fasten verlangsamt Krebs-Wachstum bei Mäusen

Bereits im Jahr 2012 sorgte eine Studie, die Valter Longo im Fachmagazin Science Treanslational Medicine veröffentlichte, für Aufsehen.[22] Kurze Fastenkuren wirkten bei Mäusen ähnlich wie eine Chemotherapie. Das Team der Forschenden spritzte Mäusen hierfür verschiedene Krebszellen, darunter Zellen von Brustkrebs, schwarzem Hautkrebs sowie Hirntumoren. Fünf der acht getesteten Krebsarten reagierten bereits ohne Chemotherapie auf das Fasten. Am effektivsten war eine Kombination aus Fasten und Chemotherapie. Bei 40 Prozent der Tiere, die eine Chemotherapie erhielten, streuten die Krebszellen, jedoch nur bei 20 Prozent der Mäuse, die zuvor gefastet hatten. Metastasen fanden sich bei nur zehn Prozent der Mäuse, die eine Kombination aus Chemotherapie und Fasten erhielten.

Die Forschenden vermuten, dass bestimmte Arten von Krebszellen das Fehlen von Nährstoffen schlechter kompensieren können als gesunde Zellen. Krebszellen kommen mit dem Mangelzustand im Fasten möglicherweise schlechter zurecht, vermuten Medizinerinnen und Mediziner. Gesunde Zellen vollziehen beim Fasten den metabolischen Switch, während Krebszellen bei Nährstoffmangel nicht in den »Energiesparzustand« wechseln können. Krebszellen sind auf Wachstum programmiert.

Eine Krebszelle ist wie ein Läufer in der Wüste, der trotz Wassermangel immer weiterrennt und schließlich stirbt, weil sie nicht aufhört zu wachsen – so erklärte Valter Longo den Effekt des Fastens.

Das Scheinfasten zeigte gegenüber dem klassischen Fasten einen entscheidenden Vorteil: Da es sich nicht um eine Nulldiät handelt, werden die ohnehin oft schwachen Patientinnen und Patienten nicht weiter geschwächt. Zyklisches Scheinfasten verhindert so einen dauerhaften Gewichtsverlust.

In einer kürzlich durchgeführten Studie wurde der Einfluss eines fünftägigen Scheinfastens auf die Wirkung einer Standardtherapie bei Krebs untersucht.[23] Unter den 101 Teilnehmenden waren 18 Tumortypen vertreten. Darunter 56 Patientinnen mit Brustkrebs, zehn Patientinnen und Patienten mit Kolorektalkrebs (Krebs an Dick- oder Enddarm) und sieben mit Lungenkrebs. Nach einem fünftätigen Scheinfasten erfolgte eine 16 bis 23 Tage andauernde Ernährung mit erhöhter Kalorienzufuhr.

Das Ergebnis: Insgesamt konnte durch das Scheinfasten die Anti-Tumor-Wirkung einer Chemotherapie verstärkt werden. Das Scheinfasten war für die Patientinnen und Patienten sicher und gut umsetzbar. Beobachtet wurden ein reduzierter Blutzuckerspiegel, Insulinspiegel sowie eine Verringerung des Insulin-like Growth Factors 1 (IGF1) (Seite 16), dessen Level mit dem Vorhandensein einer Krebserkrankung in Zusammenhang steht. Zudem erklärte Studienleiter Longo, Scheinfasten hätte im Mäusemodell einen günstigen Effekt auf das Wiederkehren von Tumoren nach überstandener Krebserkrankung gehabt.

Scheinfasten stärkt das Immunsystem

Die Zellen unseres Immunsystems haben u. a. die Aufgabe, gegen Tumorzellen vorzugehen. Studien zeigten, dass Scheinfasten auch die Immunantwort des Körpers auf Tumorebene positiv beeinflusst. Bei Patientinnen mit Brustkrebs wurde etwa eine Erhöhung bestimmter Immunzellen gemessen, die mit einem verbesserten Ansprechen auf die Behandlung in Zusammenhang stehen.

Weitere Studien lassen zudem vermuten, dass Patientinnen und Patienten, die Scheinfasten in ihre Therapie integrierten, weniger unter den Nebenwirkungen der Chemotherapie litten.[24] Entscheidend ist, dass diese nicht eigenmächtig mit dem Fasten beginnen, sondern dies mit der behandelnden Ärztin oder dem behandelnden Arzt absprechen.

Aktuell wird zum Thema Scheinfasten und Krebs viel geforscht. Die Studienlage ist aber noch zu dünn, um Empfehlungen zu geben. Die Forschenden weisen darauf hin, dass die Wirkung weiter untersucht werden müsse und bisherige Studien nicht den Schluss zuließen, dass Scheinfasten Tumore bekämpfen kann. Bisherige Studienteilnehmerinnen und -teilnehmer wurden gezielt ausgesucht und je nach Tumortyp muss individuell abgesprochen werden, welche Therapie sinnvoll ist, sonst könnten Nachteile entstehen, da verschiedene Tumortypen unterschiedlich auf Fasten reagieren.

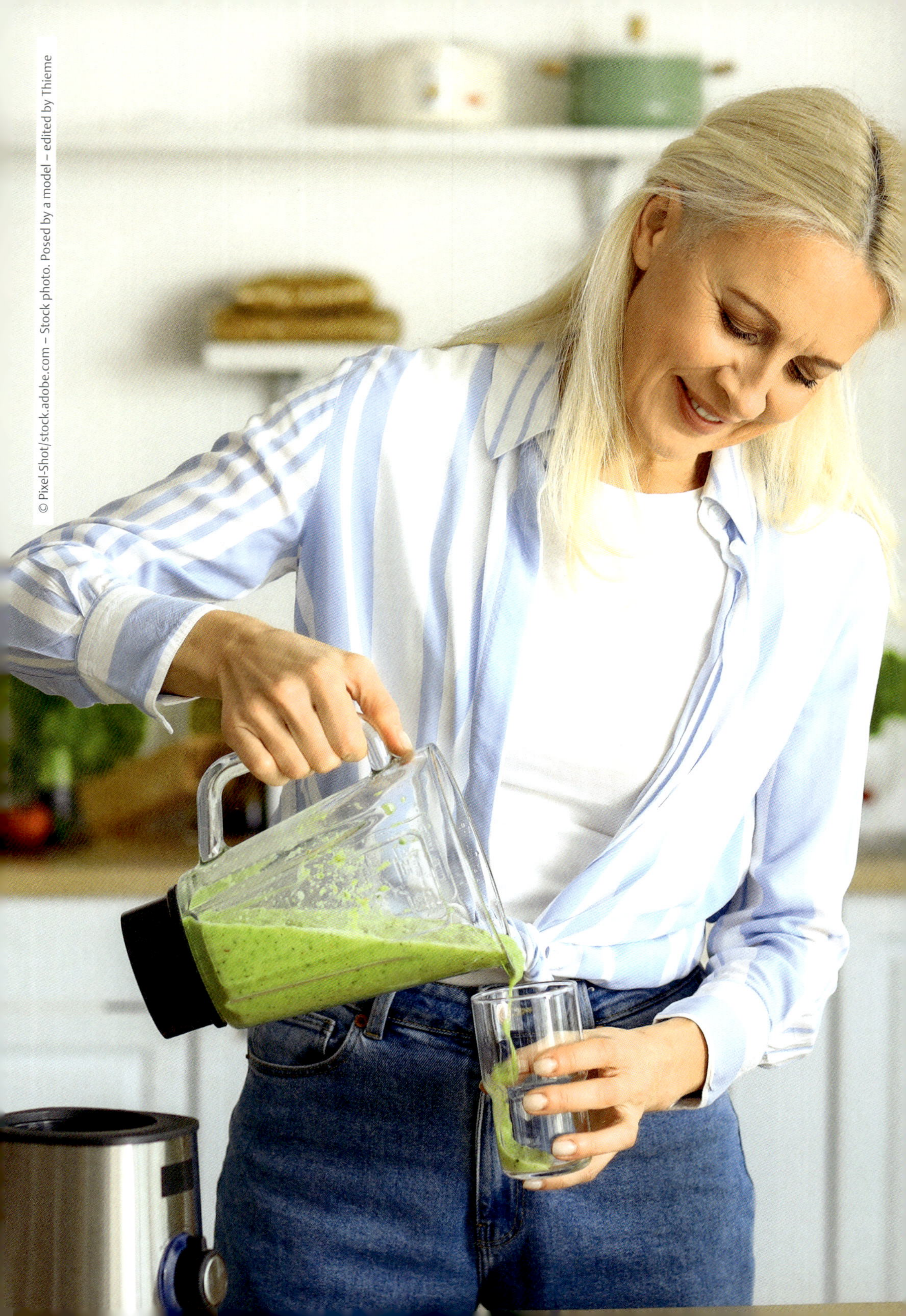

Los geht's – das Programm

Es geht ans Eingemachte! Hier finden Sie alles, was Sie zur Vorbereitung und zum erfolgreichen Durchführen Ihrer Kur brauchen.

So gelingt der Einstieg leicht

Was ist Ihr Ziel? Sind Sie fest entschlossen, Ihr biologisches Alter zu senken, die Zellen zu regenerieren oder Bauchfett zu verlieren?

Dann finden Sie hier für jeden Tag des Scheinfastens wertvolle Tipps. Mit diesem Buch halten Sie nun all die beschriebenen Hebel in der Hand. Im nächsten Buchabschnitt (Seite 73) warten dann täglich zehn leckere Rezepte auf Sie, aus denen Sie Ihre drei Favoriten auswählen können. Nutzen Sie auch gerne Rezepte, bei denen Sie gleich mehrere Portionen vorbereiten können, um Zeit zu sparen.

Scheinfasten – das Erfolgsgeheimnis

Wohl alle, die sich mit dem Thema Scheinfasten beschäftigen, machen sich dazu ihre ganz eigenen Gedanken. Warum will ich überhaupt scheinfasten? Was ist meine Motivation und wie kann ich das Fasten am besten durchhalten? Was ist mein Ziel und was bedeutet Scheinfasten für meine Gesundheit und mein Wohlbefinden?

Die Antworten auf diese Fragen sind individuell und abhängig von Ihren persönlichen Voraussetzungen. Genau aus diesem Grund ist das Geheimnis zum Durchhalten der Kur sehr persönlich und Ihr »Warum« die größte Motivation zum Durchhalten. Allein die Entscheidung, das Scheinfasten das erste Mal auszuprobieren, kann große Überwindung kosten. Im ersten Moment haben Sie Lust darauf bekommen, wollen etwas für sich und Ihr Wohlbefinden tun und dann gilt es alte Gewohnheiten zu durchbrechen und eine neue Erfahrung zu wagen.

Halten Sie sich vor Augen: Das Scheinfasten ist eine Wohltat für Ihren Körper und eine

Leichter in den Fastenmodus

Was Sie am Abend vor dem Scheinfasten essen, kann darüber bestimmen, wie schnell Sie in die Ketose kommen. Besonders leicht gelangt Ihr Körper in den Fastenmodus, wenn Sie am Abend zuvor kohlenhydratarm essen. Gut geeignet sind z. B.:

- ein Omelett mit Gemüse,
- ein Salat mit Tofu, Geflügel oder Fisch,
- ein Gemüsecurry (ohne Reis).

Kohlenhydratreiche Beilagen wie Brot, Reis oder Nudeln sollten Sie eher meiden, wenn Sie schnell in den Fastenmodus kommen möchten. Denn um in den folgenden Tagen in die Ketose zu gelangen, müssen Ihre Kohlenhydratspeicher in Leber und Muskeln möglichst rasch geleert werden. Dies dauert zwölf bis 36 Stunden. Wenn Sie am Abend zuvor also reichlich Kohlenhydrate essen, füllen Sie Ihre Speicher und es dauert einige Stunden länger, bis der metabolische Switch in die Fettverbrennung erfolgt.

große Chance, neue Kraft zu gewinnen. Erinnern Sie sich also selbst immer wieder an Ihr »Warum«. Ist Ihr Ziel erst einmal geklärt, ergeben sich ein Schub Motivation und Willenskraft oft von ganz allein. Ihr Warum wird Sie auf Ihrem Weg hin zu Ihrem Ziel begleiten und lässt Sie das Scheinfasten leichter durchhalten. Fünf Tage Scheinfasten sind ein Erfolgserlebnis, das nicht nur Ihren Körper, sondern auch Ihre Psyche belohnt. Freuen Sie sich schon jetzt auf das Hochgefühl, wenn Sie es geschafft haben.

Vor dem Scheinfasten

Einige Tage zu fasten bedeutet eine Umstellung für Ihren Organismus und auch für den Geist. Bevor Ihre Scheinfasten-Kur beginnt, können Sie ein paar Dinge tun, damit Ihnen die Scheinfasten-Kur besonders leicht gelingt. Doch keine Angst: Viel beachten müssen Sie nicht. Darmreinigung, Entlastungtage oder extra genommene Urlaubstage wie beim klassischen Fasten sind nicht nötig.

Wann ist der richtige Zeitpunkt?

Das Scheinfasten ist alltagstauglich und lässt sich in den meisten Fällen auch mit dem Arbeitsleben vereinbaren. Wenn möglich, wählen Sie am besten eine Woche, in der Sie nicht so viele Termine haben. Dann können Sie es etwas ruhiger angehen lassen und auch für Erholungspausen sorgen, wenn Ihnen danach ist. Stress ist kontraproduktiv. Nicht optimal sind auch Wochen, in denen Geburtstagfeste oder Ähnliches anstehen.

Der ideale Starttag

Welchen Starttag Sie wählen, ist individuell. Viele legen ihren ersten Scheinfastentag auf den Freitag oder Samstag. Dies ist perfekt für Sie, wenn Sie zum Einstieg ins Scheinfasten gerne ein wenig Ruhe und Zeit für Erholung haben möchten. Am Wochenende bleibt oft auch mehr Zeit zum Kochen oder Vorbereiten einiger Rezepte. Sie glauben, die Kur fällt Ihnen leichter, wenn Sie durch Ihre gewohnten Termine etwas um die Ohren haben und abgelenkt sind? Dann legen Sie den Starttag auf einen Montag.

Keine Angst vor dem Hunger

Der Hauptgrund, warum einige zweifeln oder das Scheinfasten erst einmal aufschieben, sind falsche Vorstellungen davon, wie das Scheinfasten tatsächlich ist. Machen Sie sich noch einmal bewusst: Sie dürfen essen. Ja, es sind kleinere Portionen. Aber Ihr Körper kann damit gut umgehen und der metabolische Switch steckt in unseren Genen. Dadurch, dass Sie Ihren Organismus weiterhin mit wichtigen (Mikro-)Nährstoffen versorgen, fallen die sonst üblichen Fasten-Nebenwirkungen wie Kopfschmerzen, Müdigkeit oder Hunger deutlich geringer aus. Alle Rezepte in diesem Buch enthalten zudem eine moderate Menge an Ballaststoffen, die den Magen füllt und Heißhunger reduziert.

Kaffee und Scheinfasten – das sollten Sie wissen

Fasten und Kaffeetrinken ist ein viel diskutiertes Thema. Die Meinungen gehen hier auseinander. Die einen sagen, Kaffee störe die Fastenreaktion. Die anderen berufen sich auf aktuelle Studien, die zeigen, dass Kaffee die Autophagie sogar anregen kann.

Um Ihnen die Entscheidung, ob Sie während des Scheinfastens Kaffee trinken oder nicht, zu ermöglichen, stelle ich Ihnen hier beide Seiten vor.

Kaffee als Fastenbremse?

Kaffee ist kalorienfrei, sofern er ohne Zucker und Milch genossen wird. Warum also sollte man während des Fastens auf ihn verzichten? Ein Grund könnte sein, dass das im Kaffee enthaltene Koffein im Körper die Bildung des Stresshormons Cortisol anregt, das wiederum den Blutzuckerspiegel in die Höhe treiben kann – genau das, was wir beim Scheinfasten nicht wollen. Ein erhöhter Blutzuckerspiegel könnte also die Ketonkörperbildung bremsen und auch die gesunde Autophagie. Untersucht ist dies allerdings nicht. Dass der Blutzuckerspiegel durch Kaffee steigen kann, wurde nicht während des Fastens, sondern während des Essens im Alltag beobachtet. Ob sich die Erkenntnisse auf das Scheinfasten übertragen lassen, bleibt also abzuwarten.

Tipp: Wer auf Nummer sicher gehen möchte, kann auf koffeinfreien Kaffee zurückgreifen. Ohne Koffein bleibt die cortisolanregende Wirkung aus.

Kaffee als Autophagie-Auslöser

Möglicherweise unterstützt Kaffee sogar das Fasten. Grazer Forschende untersuchten die Wirkung von Kaffee auf die Autophagie.[25] Innerhalb von einer bis vier Stunden nach dem Genuss konnte in Modellorganismen eine gesteigerte Autophagie aller Organe – Leber, Muskulatur und Herz – nachgewiesen werden. Dabei war entkoffeinierter Kaffee ebenso effektiv wie koffeinfreier Kaffee. Die Forschenden vermuten, dass im Kaffee enthaltene Polyphenole, also sekundäre Pflanzenstoffe, die Autophagie anregen.

(Koffeinfreier) Kaffee beim Fasten ...

- regt die Autophagie an,
- regt die Fettverbrennung an,
- hemmt Hungergefühle.

Fazit: Wenn Sie es gewohnt sind, Kaffee zu trinken, dann trinken Sie während des Scheinfastens bewusst ein bis zwei Tassen Kaffee oder Espresso am Tag. Natürlich ohne Milch oder Zucker, so beugen Sie Fastenkrisen und Fastennebenwirkungen wie Kopfschmerzen vor. Wer möchte, kann auf koffeinfreien Kaffee zurückgreifen.

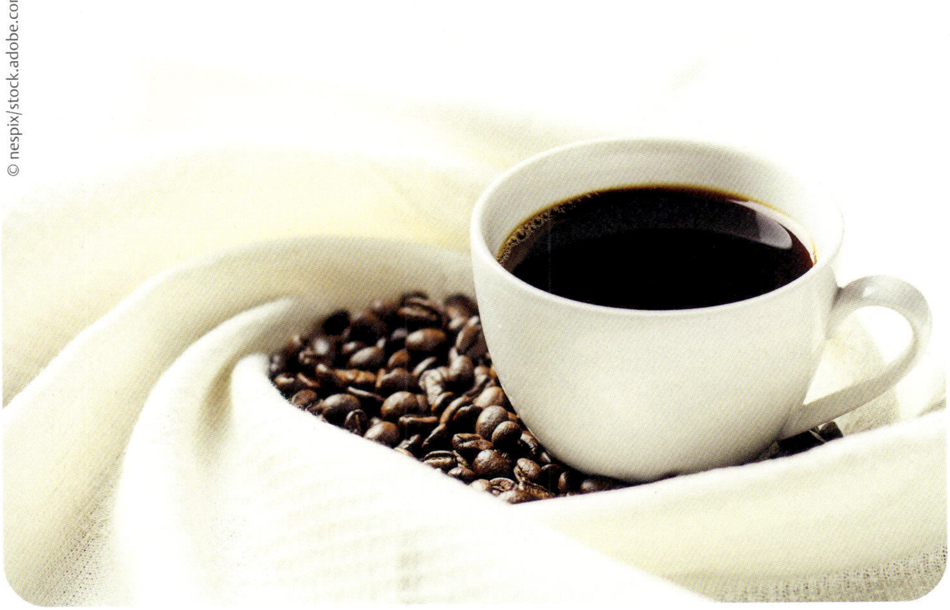

Was Sie beim Scheinfasten essen dürfen

Es gilt, die Kohlenhydrat-, Eiweiß- und Proteinmenge zu reduzieren. Hier finden Sie eine Auswahl an geeigneten Lebensmitteln, die den Fastenzustand imitieren.

Gute Kohlenhydrate

Bevorzugen Sie stärkearme Gemüsesorten, Salate, Pilze sowie zuckerarmes Obst. Sie liefern wenig Kohlenhydrate, sind eiweißarm und reich an Wasser und Ballaststoffen. Gleichzeitig punkten sie mit einem hohen Volumen und wenig Kalorien, sodass sie gut sättigen.

Geeignete Lebensmittel: Auberginen, Brokkoli, Gurken, Möhren, Paprika, Champignons, Tomaten, Rotkohl, Weißkohl, Sellerie, Wirsing, Chinakohl, Äpfel, Avocados, Beeren, Grapefruits und Papayas.

Gute Fette

Fette sind nicht nur ein Geschmacksträger. Beim Scheinfasten dienen sie uns als Hauptenergielieferanten, denn Fette begünstigen die Bildung von Ketonkörpern. Zudem liefern gesunde Fette wertvolle Vitamine. Legen Sie den Fokus auf Fette pflanzlicher Quellen, also pflanzliche Öle, Nüsse, Samen, Oliven sowie Avocados.

Geeignete Lebensmittel: Hanfsamen, Leinsamen, Kürbiskerne, Sonnenblumenkerne, Leinsamen, Mandeln, Walnüsse, Macadamia- und Pekannüsse, Kokosmilch, Kokosjoghurt sowie Olivenöl und Leinöl.

Eiweiß

Ebenso wie eine Kalorienreduktion senkt auch eine verringerte Zufuhr tierischer Proteine effektiv den Eiweiß- sowie den IGF-1- und Insulinspiegel und hemmt damit Wachstumsprozesse. Daher sollte der Proteinverzehr auf maximal elf Prozent und am zweiten bis fünften Tag auf maximal neun Prozent minimiert werden.

Geeignete Lebensmittel: Chiasamen, Nussmuse, Mandeldrink, Mandel- und Sojasahne, Macadamia- und Pekannüsse

Kräuter und Gewürze

Sie verleihen Gerichten nicht nur geschmacklich das gewisse Extra, sondern liefern zudem reichlich Vitamine, Antioxidantien und sekundäre Pflanzenstoffe, die den Körper beim Regenerieren unterstützen.

Geeignete Lebensmittel: Basilikum, Petersilie, Thymian, Oregano, Ingwer, Knoblauch, Kurkuma, Pfeffer, Kräutersalz.

Getränke

Eine ausreichende Versorgung mit Wasser ist wichtig. Trinken Sie vor allem Wasser, erlaubt sind auch moderate Mengen an schwarzem Kaffee und koffeinhaltigem Tee. Auf Schorlen, Limonade und Säfte bitte verzichten.

Geeignete Lebensmittel: Wasser, gerne mit Ingwer, Kräutern oder Beeren aufgepeppt, ungesüßte Kräuter- und Früchtetees.

Was ist tabu?

Zucker geht nach dem Essen rasch ins Blut und erhöht dort den Blutzucker- und Insulinspiegel: Wachstumsprozesse werden nicht gestoppt.

Einfache Kohlenhydrate wie weißer Reis, helle Nudeln oder Brot aus Weißmehl sollten nicht auf dem Speiseplan stehen. Diese verhindern die Ketose.

Tierische Produkte begünstigen die Bildung und einen Anstieg des Hormons IGF-1. Genau dies soll jedoch beim Scheinfasten verhindert werden.

Alkohol liefert viele Kalorien und hemmt die Fettverbrennung. Verzichten Sie daher auf das Glas Wein am Abend und trinken stattdessen einen Ingwertee.

Nährstoffzusammensetzung beim Scheinfasten

Tag 1: Am ersten Tag dürfen Sie 1100 kcal zu sich nehmen. Ihr Speiseplan setzt sich wie folgt zusammen:

- ca. 500 kcal in Form von stärkearmen Kohlenhydraten: Salate, Gemüse, Pilze, zuckerarmes Obst
- ca. 500 kcal in Form gesunder Fette: Nüsse, Samen, Olivenöl, Leinöl, Avocados
- ca. 100 kcal in Form pflanzlicher Proteine, vor allem aus Nüssen und Samen
- Wasser und Tee nach Belieben
- drei Mahlzeiten, pro Mahlzeit etwa 360 kcal

Tag 2–5: Am zweiten bis fünften Tag können Sie zwischen 750 und 790 kcal zu sich nehmen. Ihr Speiseplan setzt sich wie folgt zusammen:

- ca. 360 kcal in Form von stärkearmen Kohlenhydraten: Salate, Gemüse, Pilze, zuckerarmes Obst
- ca. 360 kcal in Form gesunder Fette: Nüsse, Samen, Olivenöl, Leinöl, Avocados
- ca. 70 kcal in Form pflanzlicher Proteine, vor allem aus Nüssen und Samen
- Wasser und Tee nach Belieben
- drei Mahlzeiten, pro Mahlzeit 250 bis 260 kcal

Scheinfasten-Lebensmittel

Mit dieser Auswahl an Lebensmitteln wird Ihre Scheinfasten-Woche bunt und gesund.

Gute Kohlenhydrate Auberginen, Brokkoli, Gurken, Möhren, Paprika, Champignons, Tomaten, Rotkohl, Weißkohl, Sellerie, Wirsing, Chinakohl, Äpfel, Avocados, Beeren, Grapefruits und Papayas.

Gute Fette Hanfsamen, Leinsamen, Kürbiskerne, Sonnenblumenkerne, Mandeln, Walnüsse, Macadamia- und Pekannüsse, Kokosmilch, Kokosjoghurt sowie Olivenöl und Leinöl.

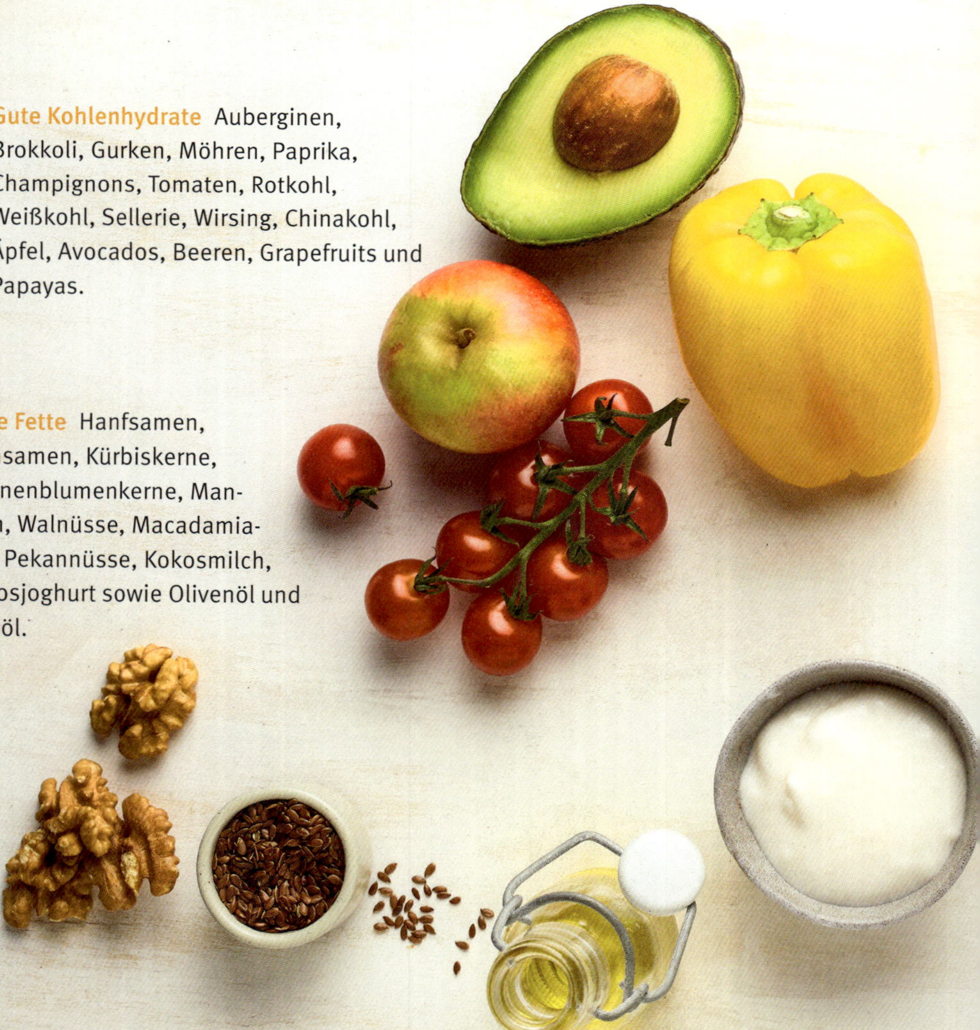

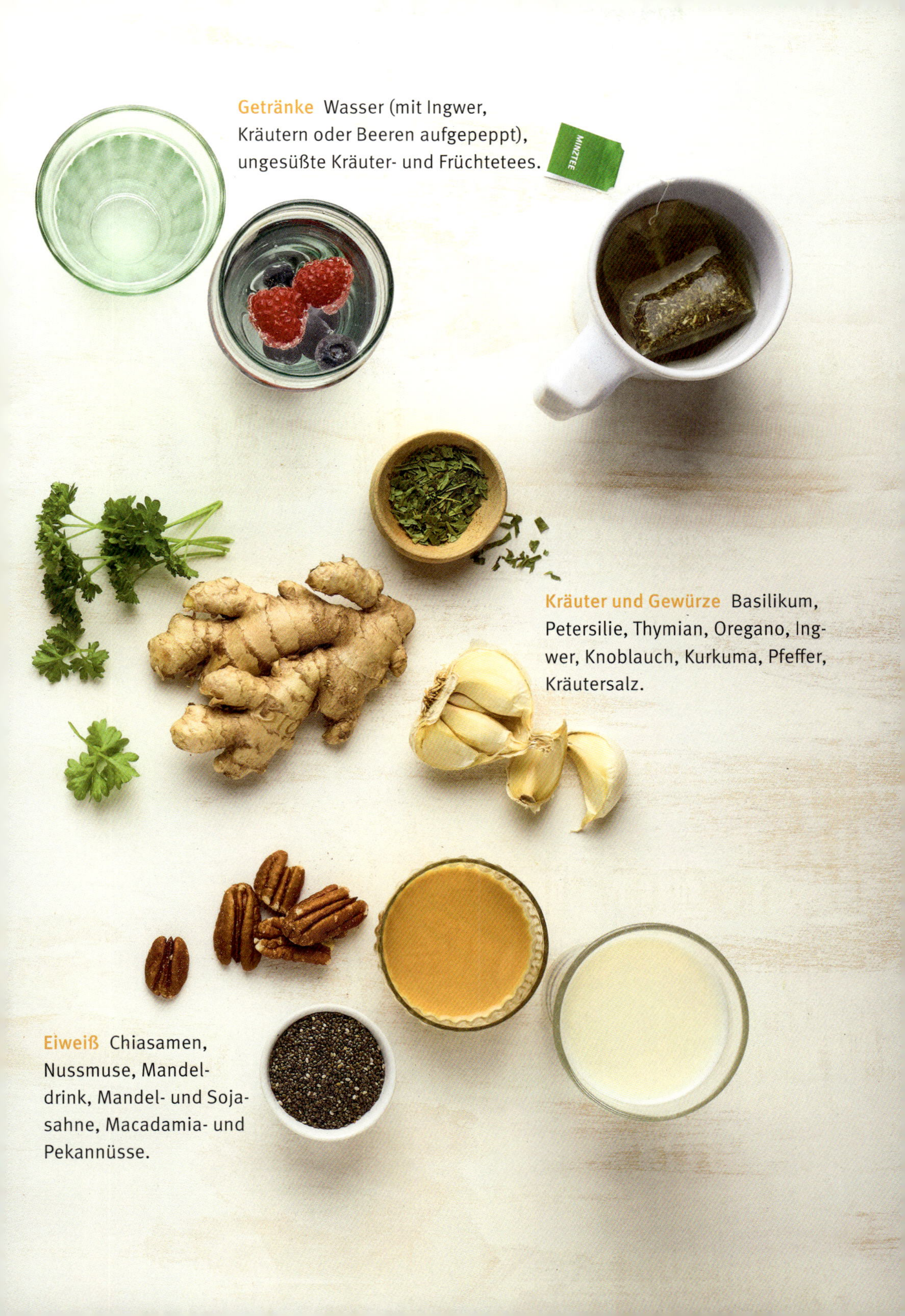

Getränke Wasser (mit Ingwer, Kräutern oder Beeren aufgepeppt), ungesüßte Kräuter- und Früchtetees.

Kräuter und Gewürze Basilikum, Petersilie, Thymian, Oregano, Ingwer, Knoblauch, Kurkuma, Pfeffer, Kräutersalz.

Eiweiß Chiasamen, Nussmuse, Mandeldrink, Mandel- und Sojasahne, Macadamia- und Pekannüsse.

Lebensmittel-Checkliste für den Start

Ein wenig Planung erleichtert den Start und das Durchführen der Kur sehr. Deshalb hier ein paar Tipps zu Einkauf und Vorratshaltung.

Fünf-Tages-Plan erstellen: Machen Sie eine Einkaufsliste und kaufen Sie jetzt schon alles ein, was Sie benötigen.

Meal Prep: Bei einigen Rezepten bietet es sich an, gleich mehrere Portionen zuzubereiten. So haben Sie Mahlzeiten auf Vorrat und Ihr Essen ist im Nu fertig. Suppen halten sich zwei bis drei Tage im Kühlschrank. Auch von Salaten können Sie gleich zwei Portionen vorbereiten. Geben Sie das Dressing dann jedoch erst kurz vor dem Essen hinzu.

Messen und Wiegen: Es ist wichtig, sich an die Mengenangaben im Rezept zu halten. Eine Küchenwaage und ein Messbecher sind hilfreich.

Resteverwertung: Es bleiben oft noch Reste übrig. Weil fast alle Sorten in weiteren Rezepten vorkommen, können Sie diese an Folgetagen aufbrauchen. Die Reste können Sie am Ende für eine Suppe oder Gemüsepfanne nehmen.

Obst und Gemüse aufbewahren: Angeschnittenes Gemüse und Obst hält sich mehrere Tage, wenn es nach dem Schneiden direkt in Frischhalteboxen verpackt in den Kühlschrank wandert.

Tiefkühlgemüse und -obst sind praktisch, weil sie portionsweise und grammgenau entnommen werden können.

Das gehört in den Kühlschrank: Brokkoli, Rotkohl, Salate, Möhren, Paprika, Blumenkohl, Sellerie, Kohlrabi, Radieschen, Petersilienwurzel, Spinat, Fenchel, Beeren. Blattgrün immer entfernen, dann bleibt das Gemüse länger frisch.

Angeschnittenes Obst wie Grapefruit, Papaya oder Äpfel in Boxen verpackt im Kühlschrank aufbewahren.

Das gehört nicht in den Kühlschrank: Tomaten, Avocados, Auberginen und Zucchini.

Tag 1 – der sanfte Start

Mit drei protein- und kohlenhydratarmen Mahlzeiten und 1100 kcal starten Sie behutsam in Ihren ersten Fastentag. So gelangt Ihr Körper leicht in den Fastenzustand.

Wenn Sie noch nie gefastet haben, fragen Sie sich wahrscheinlich, wie es laufen wird und ob Sie sich trotz der kleineren Portionen wohlfühlen werden. Ob Sie weiterhin die Energie und Konzentration besitzen, um zur Arbeit zu gehen oder sich um die Dinge zu kümmern, die Sie sonst auch erledigen. Ob Ihr Magen ständig knurrt und Sie pausenlos ans Essen denken werden.

Sie können sicher sein: Ihr ausgeklügelter Körper, Ihr Stoffwechsel und Ihr Gehirn sind großartig darin, auch mit etwas weniger Nahrung klarzukommen. Der Mensch ist evolutionär darauf ausgerichtet, phasenweise mit weniger Essen auszukommen und den metabolischen Switch zu vollziehen.

Das passiert in Ihrem Körper

Nach Ihrer Abendmahlzeit am Vortag läuft Ihr Stoffwechsel zunächst wie gewohnt weiter. Das Essen wird verdaut und vom Stoffwechsel in Glukose, Aminosäuren und Fettsäuren zerlegt. Ihr Körper produziert Insulin, um die Glukose in Ihre Zellen zu schleusen. Was Ihre Zellen nicht aufnehmen können, gelangt als Glykogen in Ihre Leber. Um Energie zu gewinnen, braucht Ihr Körper in den folgenden vier bis maximal 36 Stunden die gespeicherten Kohlenhydrate in der Leber auf. Wie schnell dies geschieht, hängt von zwei Faktoren ab:

- Ihrem Abendessen am Vortag und dessen Gehalt an Kohlenhydraten,
- dem Level Ihrer körperlichen Aktivität, denn Bewegung verbraucht Glykogen.

Danach sinkt Ihr Blutzuckerspiegel auf ein niedriges Niveau. Ihr Körper muss nun andere Stoffwechselwege nutzen, um an Energie zu kommen, und bereitet sich somit auf den Fastenzustand vor.

Wann bekomme ich Hunger?

Sich beim Scheinfasten hungrig zu fühlen bedeutet nicht, dass Sie etwas falsch machen. Wenn beim Scheinfasten Hunger aufkommt, liegt das daran, dass Ihr Glukosespiegel im Blut sinkt. Daraufhin sorgt unser Hungerhormon Ghrelin für Hungergefühle.

Die gute Nachricht ist allerdings, dass der niedrigere Blut-Glukosespiegel Sie nicht mehr so stark beeinflusst, wenn Ihr Körper sich an das Scheinfasten gewöhnt und den Stoffwechsel im metabolischen Switch umgestellt hat. Das bedeutet: Sie werden während der kommenden Tage nur gelegentlich hungrig sein. Sobald Ihr Körper auf die Fettverbrennung umgestellt hat und ausreichend Ketone produziert, wird Ihr Hungerfühl in aller Regel nachlassen.

Keine Sorge: Die Rezepte in diesem Buch sind so konzipiert, dass kein allzu großes

Loch im Magen entstehen kann. Die Ballaststoffe aus Gemüse, Pilzen und Nüssen sind regelrechte Sattmacher.

Ketone messen

Vielleicht möchten Sie genauer wissen, wann Ihr Körper in die Ketose schaltet und seine Energie aus den Fettdepots bezieht. Dies lässt sich am heutigen Tag bzw. spätestens am Morgen danach mittels Keto-Teststreifen über den Urin ermitteln. Keto-Teststreifen gibt es in der Apotheke. Es ist allerdings kein Muss, dies zu überprüfen, denn Ihr Körper wird sich definitiv umstellen – mit oder ohne Teststreifen. Auch wenn Ihr Atem leicht nach Aceton riecht, ist dies ein sicherer Indikator dafür, dass Sie sich in der Ketose befinden und Ihr Körper sich erfolgreich umgestellt und an die reduzierte Nahrungszufuhr angepasst hat.

Der Körper stellt sich immer leichter um

Wenn Sie schon Fastenerfahrung besitzen, kann es gut sein, dass Sie sich darüber freuen, dass Ihnen beim Scheinfasten die anfängliche Darmentleerung erspart bleibt. Ein Grund zur Freude ist auch, dass das Scheinfasten mit lediglich fünf Tagen nur etwa halb so lang wie klassisches Heilfasten dauert. Sie werden zudem feststellen: Mit jedem weiteren Scheinfastenzyklus, den Sie durchführen, stellt sich Ihr Körper leichter um und passt sich schneller an die veränderte Situation an, bis sich

Trinken gegen den Hunger

Um Hunger auszubremsen, ist ausreichend Trinken wichtig. Flüssigkeit füllt den Magen und lässt die Ballaststoffe Ihrer Mahlzeiten aufquellen, sodass sich Magen und Darm ausdehnen. Dadurch sinken Ihre Hungerhormone und das Hungergefühl wird gestoppt.
Sobald Sie Hunger verspüren, trinken Sie eine Glas Wasser oder eine Tasse warmen Ingwertee (oder eine andere Sorte), die Ihren Magen rasch füllen und die Hungersignale vertreiben.

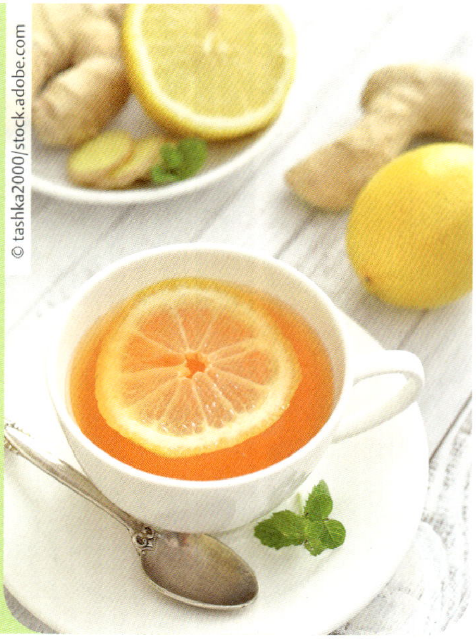

die reduzierte Nahrungszufuhr sogar angenehm anfühlen kann.

Schutz der Muskelmasse

Einen Verlust der Muskelmasse müssen Sie beim Scheinfasten nicht fürchten. Studien zeigen, dass beim Scheinfasten keine Muskelmasse eingebüßt wird, so wie dies bei strengen Diäten und beim klassischen Fasten der Fall sein kann. Das ist ein enormer Vorteil, denn Muskeln helfen uns nicht nur, beweglich zu bleiben – sie zu erhalten schützt auch unsere Gesundheit. Unsere Muskelmasse ist unser stärkster Kalorienverbrenner im Körper, erhöht unseren Energieumsatz und hält uns folglich schlank. Sie ist ein aktiver Teil unseres Stoffwechsels und sorgt auch für einen ausgeglichenen Zuckerstoffwechsel. Wenn unsere Muskeln arbeiten, schütten sie zudem Myokine, also heilsame entzündungshemmende Botenstoffe aus. Mehr als hundert Myokine sind bisher bekannt, etwa das Interleukin-6, das uns vor Entzündungen schützt und die Blutgefäße gesundhält.

Tag 2 – ab jetzt im Jungbrunnen

Die schlechte Nachricht zuerst: Die Mahlzeiten werden ab heute etwas kleiner und Sie nehmen etwas weniger, nur noch 750 kcal am Tag zu sich. Dafür werden Sie mit einer guten Nachricht belohnt: Die Zellverjüngung setzt ein.

Wenn Sie in Ihre Körperzellen blicken könnten, würde Sie jetzt Erfreuliches beobachten: Ihre Zellen haben sich verjüngt! In den vergangenen Stunden haben sie die Zeit genutzt, um aufzuräumen. Alter Zellmüll, defekte und funktionslose Zellstrukturen werden beseitigt. Dieser Prozess der Autophagie findet auf sehr niedrigem Niveau täglich und ständig in unseren Zellen statt. Mit steigendem Alter verliert die Autophagie allerdings an Stärke. Jetzt, bei Nahrungsmangel, wird die Autophagie aktiviert und findet daher auf intensivem Niveau statt.

Wann genau setzt die Autophagie ein?

Wann genau die Autophagie einsetzt, lässt sich wissenschaftlich nicht exakt bestimmen. Fachleute gehen davon aus, dass der Reinigungsmodus bereits nach 14 bis 16 Stunden einsetzt (daher die 16 Stunden Fastenzeit beim Intervallfasten), andere Experten gehen von zwölf oder aber 20 Stunden aus. Vermutlich liegt die Wahrheit in der Mitte bzw. hängt der Beginn der Autophagie auch vom individuellen Stoffwechsel ab. Wann genau die Autophagie einsetzt, ist von Person zu Person also vermutlich unterschiedlich.

Doch es kommt nicht auf Minuten an. Fest steht: Ihre Zellen beginnen, sich am heutigen Tag zu verjüngen und zu recyceln. Und es kommt noch besser: Mit jedem weiteren Scheinfasten-Tag intensiviert sich der Jungbrunnen-Effekt.

Jeder Stoffwechsel reagiert anders

Auch wenn die grundlegenden Mechanismen während des Scheinfastens bei jedem Menschen die gleichen sind, kann der Zeitpunkt der Stoffwechselumstellung auf Ketonkörper von Person zu Person etwas variieren und um einige Stunden abweichen. Dies liegt daran, dass jede und jeder einen individuellen Stoffwechsel besitzt. Auch das Alter kann beeinflussen, wie schnell unser Körper den metabolischen Switch vollzieht. Daneben spielt Ihr Level an Aktivität eine Rolle, ebenso die Fülle Ihrer Glykogenspeicher in der Leber. Auf eine Stunde genau lassen sich Ketose und Autophagie daher nicht festlegen. Fest steht aber: Mit jedem Tag Scheinfasten intensivieren sich die Autophagie und die gesundheitlichen Vorteile.

Das passiert in Ihrem Körper

An Tag 2 sinken Ihr Blutzucker- und Insulinspiegel weiter. Ihr Körper bezieht seine Energie aus den Fettreserven. Die Autophagie ist jetzt in Gang. Auch wenn sich die negativen Begleiterscheinungen beim Scheinfasten auf ein Minimum begrenzen, verspüren einige am zweiten Tag noch ab und zu Hungergefühle.

Der Grund dafür ist die Nährstofflücke, die jetzt kurzzeitig auftritt. Denn im Laufe des heutigen Tages bzw. spätestens 36 Stunden nach Fastenbeginn sind die Glukosespeicher in Ihrer Leber und den Muskeln vollständig geleert. Die Glukose als Energiequelle ist Ihrem Körper damit entzogen. Daraufhin beginnt Ihr Körper, die Energiegewinnung aus Ketonen und Fetten anzuwerfen. Dabei wird in erster Linie auf das viszerale Fett zurückgegriffen, also das Fett im Bauchraum, das sich zwischen den Organen ansammelt und besonders ungesund ist. Während sich Ihr Körper mehr und mehr auf die Fettverbrennung einstellt, kommt auch die Autophagie immer stärker in Gang und baut zunehmend schadhafte Zellstrukturen ab oder repariert diese.

Besser nicht schummeln

Sicherlich ist die Versuchung in der ein oder anderen Situation groß – dennoch sollten Sie es vermeiden, zwischendurch zu snacken oder größere Portionen zu essen als in den Rezepten berechnet. Essen Sie mehr als angegeben, geht dies zulasten der Ketose und die Autophagie wird unterbrochen. Erst wenn Ihr Insulinspiegel konstant niedrig ist und Ihrem Körper anzeigt, dass er nicht ausreichend mit Energie versorgt wird, starten Ihre Zellen ihr Reinigungs- und Reparaturprogramm.

Tag 3 – alle Zeichen auf gesunde Zellen

Halbzeit! Ihr Körper ist nun Profi in der Fettverbrennung und Ihr Stoffwechsel hat sich angepasst. Die meisten fühlen sich jetzt ausgeglichener, fokussierter und energiegeladener.

In Ihrem Körper hat sich ein bedeutsamer Wandel vollzogen: Ihr Stoffwechsel und Ihre Zellen kommen nun mit der reduzierten Energiemenge klar und Sie beziehen Ihre Energie permanent aus der Fettverbrennung. Dies ist auch die Erklärung dafür, warum das Abnehmen so ein zuverlässiger Nebeneffekt des Fastens ist. Statt aus Kohlenhydraten beziehen Sie Ihre Energie nun also aus den eingelagerten Fettdepots. Die Mitochondrien Ihrer Leberzellen bauen die Fettsäuren dazu in sogenannte Ketonkörper um, also zu Acetoacetat, Aceton und Beta-Hydroxybutyrat. Mit Ihrem Blut gelangen diese zu jeder Stelle Ihres Körpers, um Ihren Zellen und Organen dort als Energieträger zur Verfügung zu stehen. Auch wenn unser Gehirn sonst Glukose bevorzugt, kann auch unsere Denk- und Steuerzentrale nach einer kurzen Umstellungsphase auf Ketonkörper zurückgreifen. Ketonkörper halten uns darüber hinaus gesund, denn wie Forschende heute wissen, sind diese für zahlreiche positiven Wirkungen des Fastens verantwortlich.

Was Ketonkörper Positives bewirken:

- Ketone stoppen Hungergefühle.
- Ketone wirken entzündungshemmend.
- Ketone fördern die Autophagie, also die Zellreinigung und Zellerneuerung.
- Ketone wirken neuroprotektiv, d. h., sie regen den Hippocampus an, die Hirnregion, die bei Alzheimer besonders stark schrumpft.[26]

Ab heute macht Scheinfasten auch glücklich

Spätestens am dritten Tag hat sich Ihr Körper vollends an das Scheinfasten gewöhnt und seinen Stoffwechsel angepasst. Zusätzlich schüttet Ihr Gehirn nun vermehrt das Glückshormon Serotonin aus, das während des Scheinfastens weniger abgebaut und somit länger im Organismus verbleibt. Somit zirkuliert in Ihrem Organismus deutlich mehr Serotonin als sonst üblich durch Ihren Körper und kann seine stimmungsaufhellende Wirkung länger entfalten.

Das ist eine gute Sache: Man fühlt sich energiegeladen, im Einklang mit sich selbst und vielleicht sogar ein bisschen euphorisch. Dieses »Fasten-High«, wie es manchmal auch genannt wird, spielt für unsere Psyche eine große Rolle. Das Serotoninhoch motiviert, weiterhin am Ball zu bleiben, etwas für die eigene Gesundheit zu tun und die Weichen seines Lebensstils auf gesund zu stellen.

Wasser bringt den Kreislauf in Schwung

Normalerweise setzt heute das »Fasten-High« ein. Sie fühlen sich dennoch eher schlapp und müde? Trinken Sie ausreichend. Die Flüssigkeit erhöht Ihr Blutvolumen und damit auch Ihren Blutdruck. Das kurbelt den Kreislauf an, ebenso wie etwas leichte Bewegung. Spaziergänge an der frischen Luft oder eine kleine Runde mit dem Rad eignen sich prima, ebenso wie Pilates oder Yoga auf der Matte in der Wohnung.

Und was macht die Autophagie?

Die Autophagie hat sich weiter intensiviert und läuft nun ebenfalls auf Hochtouren. Alte, nicht benötigte und krankhafte Zellbestandteile werden abgebaut und recycelt. Gleichzeitig werden rund um die Uhr neue, intakte Zellen gebildet – die Basis für Ihren verjüngten und gesunden Körper.

Tag 4 – Zell-Reset: Zellen werden durch neue ersetzt

Die Hungergefühle sind verschwunden, Ihr Stoffwechsel hat sich auf die Energiegewinnung aus Ketonen angepasst. Aufräum- und Reinigungsarbeiten nehmen weiterhin Fahrt auf.

Es ist paradox: Sie essen seit vier Tagen deutlich weniger als sonst, verspüren aber keinen Hunger? Wie kann das sein? Das liegt zum einen an der Auswahl der Lebensmittel für die Kur. Der hohe Ballaststoffanteil sättigt und bringt Volumen in Ihren Magen und Darm, ohne Kalorien zu liefern. Zusätzlich liegt dies an der Natur Ihres Stoffwechsels. Ihr Stoffwechsel hat sich vollständig umgestellt und alles läuft rund. Dies ist ein Signal für Ihren Körper, wieder Kräfte zu mobilisieren. Ihr Körper fühlt sich wohl mit der neuen Situation und ist mit der vorhandenen Energiequelle vertraut. Das macht sich bemerkbar: Sie fühlen sich wohl, sind konzentriert und energiegeladen.

Das passiert in Ihrem Körper

Fettverbrennung und Autophagie laufen auf höchster Intensität, bis Sie wieder zu Ihrer üblichen Ernährung zurückkehren. Ihre Level an IGF-1, Insulin und Blutzucker verbleiben ebenfalls bis dahin auf niedrigem Niveau. Diese Situation sendet Ihrem Körper das Signal, im Reinigungs- und Zellerneuerungsmodus zu bleiben. Während defekte Zellbestandteile beseitigt und durch frische ersetzt werden, regenerieren und verjüngen sich Ihre Zellen an jeder Stelle im Körper. Wie effektiv, hat Valter Longo in Studien untersucht. Longo spricht von einer »multi-system regeneration«, also einer Regeneration des gesamten Organismus.[27] Der Fastenmodus aktiviert Ihre Stammzellen und regt sie dazu an, neue, frische und junge Zellen zu bilden. Die Resultate sind ein verjüngter Körper mit verjüngtem Immunsystem, Leber, Darm, Muskeln und Gehirn.

Guter Schlaf unterstützt das Fasten

Wie schlafen Sie während des Scheinfastens? Veränderungen im Schlafmuster stellen sich oft nach einigen Tagen Fastendauer ein. Viele Fastende sagen, sie schlafen anders, wenn sie fasten. Während einige Menschen dann sogar kürzer schlafen, fühlen sie sich trotz der reduzierten Schlafdauer sogar erholter als sonst.

Auf der anderen Seite kann die Umstellung des Stoffwechsels unseren Körper Kraft kosten, sodass er nach etwas mehr Schlaf als sonst verlangt und sich Ihr Schlafbedürfnis erholt. Hier gibt es also kein Patentrezept, das für alle gilt. Hören Sie auf Ihren Körper. Wenn Sie das Gefühl haben, etwas mehr Schlaf zu benötigen, gönnen Sie sich die Extra-Ruhezeit. Hören Sie auf Ihren Körper und geben Sie ihm so viel Schlaf wie er benötigt, um die Erholung und Regeneration des Körpers zu unterstützen.

Zudem wissen Forschende, dass zu wenig Schlaf unsere Appetithormone anregt und wir mehr Hunger verspüren. Während wir ruhen, sind unsere Fettzellen

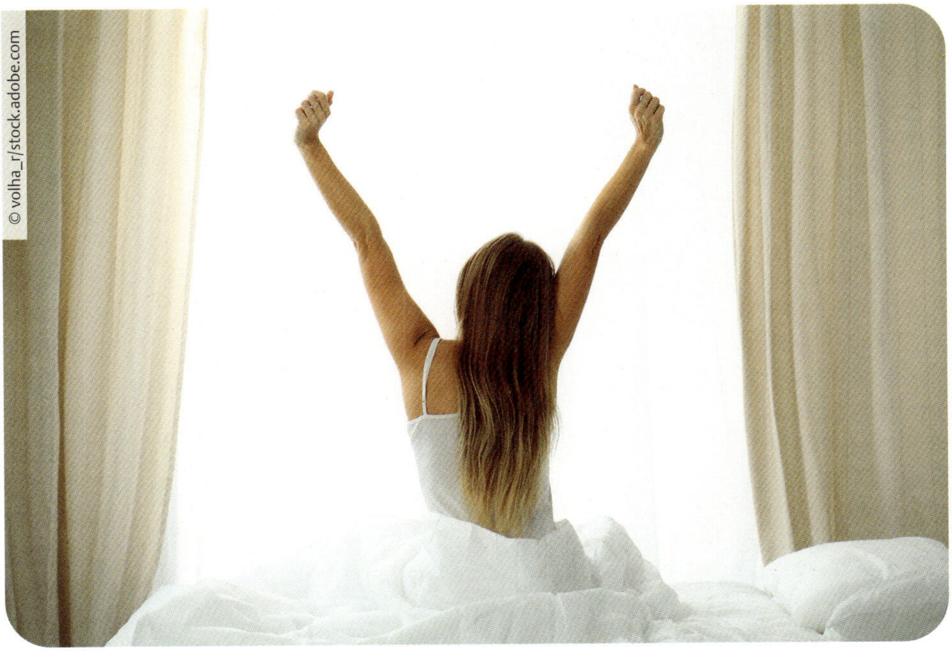

Darf ich Sport treiben?

Ja, leichte Bewegung unterstützt die Regeneration Ihres Körpers sogar und hält Ihre Muskeln aktiv. Sie sollten jedoch nur moderat trainieren und keine Höchstleistungen vollbringen. Ideal sind Spaziergänge, Yoga, Pilates oder Radfahren. Achten Sie allerdings auf die Signale Ihres Körpers, um Kreislaufbeschwerden durch den niedrigeren Blutzuckerspiegel zu vermeiden. Wenn Sie merken, dass die Belastung zu viel ist, brechen Sie ab. Leichte Spaziergänge heben in aller Regel das Wohlgefühl und bringen den Kreislauf sanft in Schwung.

aktiv und produzieren das Hormon Leptin, das unserem Gehirn Sättigung vermittelt. Schlafen wir zu wenig, sinkt der Leptinspiegel und unser Hunger steigt. Mit gutem Schlaf können Sie also Ihre erfolgreiche Fastenwoche effektiv unterstützen.

Tag 5 – geschafft! Verjüngt in den Alltag

Ihre Stammzellen werden gereinigt, regeneriert, aktiviert und machen sich bereit für die stammzellbasierte Verjüngung und Erneuerung Ihrer Zellen, Organe und Gewebe.

Sie haben es fast geschafft – der fünfte Tag ist der letzte Tag Ihrer Scheinfasten-Kur. Mit jedem Tag haben sich Zellerneuerung und Regeneration weiter intensiviert und befinden sich auf dem Höchststand seit Beginn der Kur. Das spüren die allermeisten an mehr Energie und Wohlgefühl.

Das passiert in Ihrem Körper

Autophagie und Fettverbrennung arbeiten mit höchster Kraft, solange Sie die Prozesse nicht durch das Essen von Kohlenhydraten oder Proteinen stoppen. Sowohl das Hormon IGF-1 als auch der Insulinspiegel befinden sich auf niedrigstem Niveau. Durch das Fehlen dieser Wachstumssignale werden Ihre Stammzellen gereinigt, regeneriert und aktiviert. Stammzellen sind beim Menschen ein Leben lang im Einsatz. Sie teilen und vermehren sich und sind maßgeblich an Erneuerungsprozessen im Körper beteiligt. Sie helfen uns also dabei, gesund zu bleiben, indem sie defekte oder alte Zellen, Gewebe und Organe regenerieren (Seite 56).

Stammzellen werden aktiviert

Stammzellen sind eine Art Basis-Zelle unseres Körpers. Nur sie haben die Fähigkeit, sich zu teilen und spezialisierte Körpergewebe zu entwickeln. Das ist einzigartig in unserem Organismus. Normale Körperzellen verändern sich während ihrer Lebensdauer nicht bzw. sehr begrenzt. Stammzellen besitzen dagegen die Fähigkeit, sich zu spezialisieren und die Zellen von Geweben und Organen zu erzeugen. Stammzellen bringen also die Zellen unserer Gewebe und Organe hervor und sind für deren Regeneration verantwortlich. In der Medizin sind sie von großem Nutzen und werden in der Therapie für eine Vielzahl von Beschwerden eingesetzt. Das Potenzial, unsere Stammzellen durch die Autophagie zu aktivieren und dadurch die Regeneration des Körpers anzuregen, ist also sehr groß und erklärt viele der positiven Effekte des Fastens.

Tag 6 – nach dem Scheinfasten: das Refeeding

Die Scheinfastentage sind zwar vorbei, aber für die optimale Wirkung sollten Sie den ersten Tag nach der Kur mit einer gezielt abgestimmten Ernährung gestalten.

Das sogenannte Refeeding – also der sechste Tag – ist entscheidend, damit sich die positiven Effekte des Scheinfastens richtig entfalten können. Machen Sie Ihrem Körper die Umstellung auf Ihre gewohnte Ernährung leichter, indem Sie heute noch etwas bewusster essen und auf einfache Kohlenhydrate besser verzichten. Akribisch abmessen müssen Sie ab heute keine Zutaten mehr.

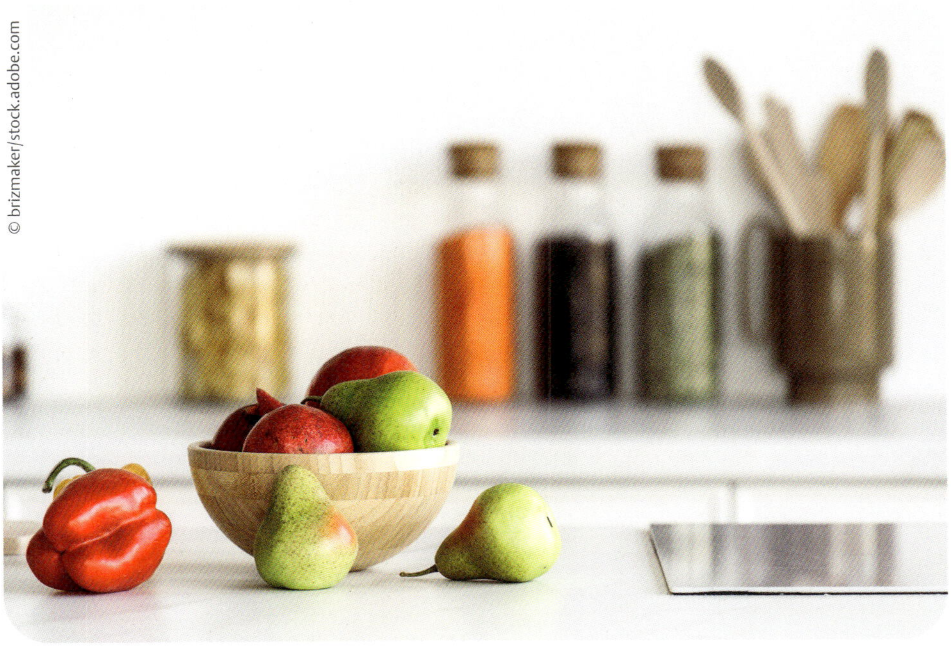

Stammzellen: Frischekur für unsere Zellen

Stammzellen sind sozusagen Blanko-Zellen, die erst noch ausdifferenziert werden müssen. Sie sind auch so etwas wie unser Ersatzteillager.

Ob Haut-, Nerven-, Darm-, Herz- oder Muskelzelle: Sie alle sind aus Stammzellen entsprungen, die sich vermehren und dann in die verschiedenen Zelltypen verzweigen. So ist es möglich, dass unsere Haut einmal im Monat eine Auffrischung erhält und sich erneuert, ebenso wie unsere Dünndarmschleimhaut alle zwei bis vier Tage und unsere Magenzellen alle zwei bis neun Tage. Auch das Immunsystem wird den Stammzellen sei Dank regelmäßig mit neuen Zellen aufgefrischt, die nicht mehr ganz so fitte, ältere Zellen ersetzen.

So sorgen unsere Stammzellen regelmäßig für eine Frischekur von innen. Kaum erhalten sie das Signal, dass eine alte, defekte Zelle ersetzt werden muss, werden sie aktiv und schlüpfen in die Rolle des entsprechenden Zelltyps.

Auch die Stammzellen altern

Haben Sie schon einmal beobachtet, dass eine Schnittwunde bei einem jungen Menschen viel schneller heilt als bei einem älteren? Dies liegt daran, dass auch unsere Stammzellen altern und mit den Jahren ihre Erneuerungsrate abnimmt. Ähnlich spielt es sich auch in Gehirn, Darm, Herz und Magen ab. Die Selbsterneuerung der Stammzellen nimmt ab und ist damit eine Ursache dafür, dass wir altern. Das spüren wir etwa an nachlassenden Abwehrkräften, zunehmenden Darmproblemen oder verminderter kognitiver Leistung.

Stammzellen aktivieren

Stammzellen gehören daher zu den größten Hoffnungsträgern für Forschende aus aller Welt. Gelingt es, sie zu aktivieren, ist dies wie ein Jungbrunnen für unseren Körper. Wir können dem Alter ein Schnippchen schlagen und haben möglicherweise einen mächtigen Hebel im Kampf gegen viele Erkrankungen in der Hand.

Doch wie lassen sich Stammzellen anregen? Eine effektive Methode dafür ist das Scheinfasten. Mittlerweile ist beim Menschen nachgewiesen, dass eine Senkung der Wachstumsfaktoren IGF-1 (Seite 16) und mTorC1 (Seite 16) Gewebe und Zellen dazu veranlasst, sich zu regenerieren und aktiv zu werden, etwa bei Zellen des Immunsystems. Bei Mäusen konnte bereits gezeigt werden, dass Fasten die altersbedingt verringerte Aktivität der Stammzellen anregen kann und so die Darmregeneration verbessert. Im Vergleich zu Mäusen, die nicht fasteten, verdoppelte sich die Regenerationsfähigkeit der Darmstammzellen bei jungen und alten Mäusen.[28]

Fazit: Alterungsprozessen und vielen Erkrankungen liegt eine Ursache zugrunde: die Stammzellen unseres Körpers regenerieren nicht mehr optimal. Bei gesunden Menschen bildet der Organismus laufend neue Zellen, sichtbar zum Beispiel an der Bildung neuer, gesunder Haut. Fast jedes Gewebe kann sich auf diese Weise regenerieren. Das geschieht in jeder Sekunde, etwa im Blut oder im Darm, aber auch in den weiteren Organen. Altert der Körper, verlangsamt sich diese Regeneration. Durch Scheinfasten werden Alterungsprozesse aufgehalten und unsere Organe und Zellen aufgefrischt.

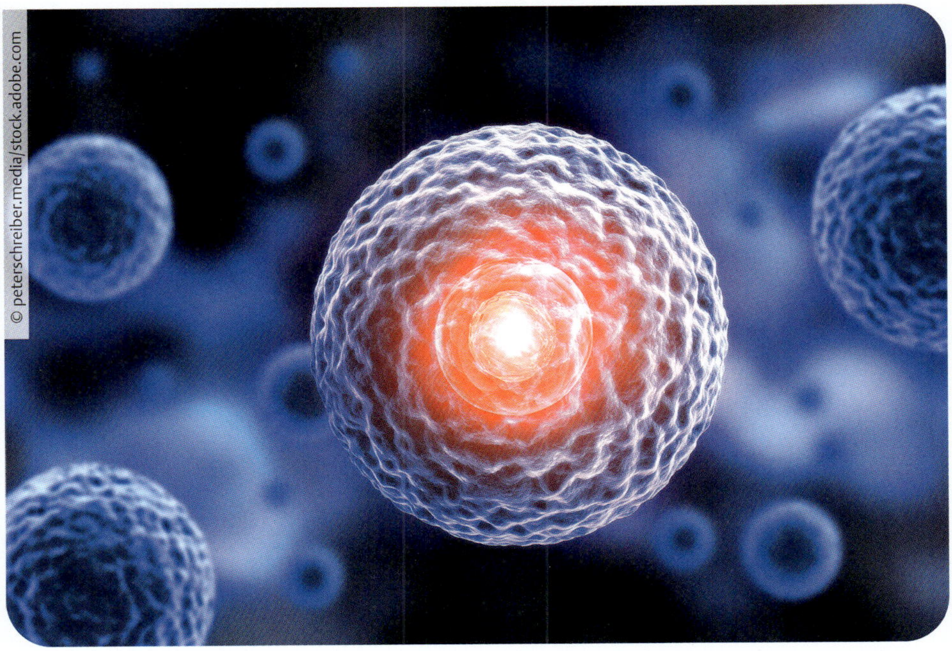

Gemeinsam mit gesunden Fetten sind Lebensmittel wie Gemüse, saisonales Obst, Pilze, Salate, Nüsse und Samen heute einen Tag nach dem Scheinfasten die Hauptkomponenten auf Ihrem Speiseplan. Diese Lebensmittel sättigen gut, versorgen Sie mit wertvollen Mikronährstoffen – ohne den Stoffwechsel zu belasten.

Die Proteinzufuhr aufstocken

Um die Verdauung nicht zu stressen, essen Sie am sechsten Tag nicht mehr als 1800 kcal. Keine Sorge, das ist fast so viel wie sonst auch. Üblicherweise essen wir im Schnitt 2000 bis 2200 kcal. Es geht darum, Ihrem Körper Zeit zu geben, sich wieder an die gewohnte Ernährung anzupassen, anstatt mit großen Portionen oder schwerer Verdaulichem Ihren Magen-Darm-Trakt zu belasten.

Scheinfasten als Startschuss in eine dauerhaft gesündere Ernährung

Das Scheinfasten unterstützt nicht nur Ihren Körper, sondern auch Ihre Motivation, gesünder zu essen. Unser Gehirn bildet im Fastenzustand Serotonin, unser Glückshormon. Zusätzlich verbleibt dieses länger in unserem Blut und kann somit intensiver wirken. Das Erfolgserlebnis, das Fasten geschafft zu haben, in Kombination mit der erhöhten Serotoninbildung sorgt daher für ein Hochgefühl, das viele für den leichteren Einstieg in eine dauerhaft gesündere Ernährung nutzen.

Idealerweise essen Sie heute proteinreich, denn dies ist der Nährstoff, aus dem Ihr Körper neue Zellen aufbaut. Essen Sie daher am besten zu jeder Ihrer Mahlzeiten eine Portion hochwertiges pflanzliches Protein. Eine Portion entspricht etwa einer kleinen Handvoll.

Wählen Sie unter den Möglichkeiten das aus, was Ihnen zusagt:

- Nüsse oder Samen wie Kürbiskerne, Chiasamen oder Hanfsamen,
- Pflanzendrinks, -joghurts oder andere pflanzliche Milchprodukte,
- hochwertiges proteinreiches Vollkorngetreide und -pseudogetreide wie Haferflocken, Quinoa, Buchweizen oder Hirse.

Bauen Sie nach Belieben und je nach Ihren Gewohnheiten ab heute auch wieder tierische Proteine nach und nach wieder in Ihren Speiseplan ein.

Kohlenhydrate noch vorsichtig genießen

Essen Sie heute und die nächsten zwei, drei Tage noch möglichst wenig einfache Kohlenhydrate wie weißen Reis, helle Nudeln oder Kartoffeln, um starke Blutzuckerspitzen zu vermeiden und die Fettdepots nicht direkt wieder aufzufüllen.

Wenn Sie Kohlenhydrate essen, achten Sie heute darauf, dass Sie Ihren Kohlenhydratverzehr langsam wieder aufbauen. Halten Sie sich vor Augen: Ihr Körper hat in den letzten fünf Tagen wenig Kohlenhydrate verstoffwechselt und braucht etwas Zeit, sich wieder anzupassen. Greifen Sie daher am besten zu kleinen Portionen (etwa eine kleine Handvoll pro Mahlzeit) Körner und Vollkornprodukte. Vollwertige Getreide liefern Ihnen gleichzeitig hochwertiges Protein und verhindern Blutzuckerspitzen, vor allem bei Ihrer ersten Mahlzeit.

Jüngere Zellen, gesünder, mehr Energie

Wahrscheinlich haben Sie in den letzten Tagen etwas an Gewicht verloren, auch wenn dies nicht das eigentliche Ziel der Kur ist. Es geht dabei im Wesentlichen um die Verjüngung Ihrer Zellen und die Verbesserung zahlreicher Gesundheitsmarker wie Blutdruck, Entzündungswerte oder die Reduktion des Bauchfetts. Für Ihren Organismus startet mit dem Abschluss der Scheinfastenkur ein weiterer Teil des Verjüngungsprogramms. Die gereinigten, regenerierten und aktivierten Stammzellen bilden nun neue, gesunde Zellen und füllen damit Gewebe und Organe auf.

Energieboost: Fasten aktiviert unsere Mitochondrien

Viele verspüren gegen Ende der Fastenkur oder spätestens danach einen Energieschub. Diese Energie stammt von unseren Mitochondrien, die in jeder unserer Zellen sitzen. Ihre Hauptfunktion ist die Umwandlung der Nahrungsenergie und der Energie aus verarbeiteten Nährstoffen aus Ketose und Autophagie.

Mit dem Alter lässt die Funktion unserer Mitochondrien allgemein etwas nach – ein Grund dafür, dass viele sich nicht mehr ganz so leistungsstark und energetisch wie früher fühlen. Daneben werden auch eine Reihe von Erkrankungen mit defekten bzw. nicht mehr optimal funktionierenden Mitochondrien in Verbindung gebracht. Die gute Nachricht: Sie können Ihre Mitochondrien aktivieren und stärken. Durch die Autophagie werden alte Mitochondrien abgebaut und anschließend vermehrt neue, funktionstüchtige Zellkraftwerke aufgebaut. Für Sie bedeutet das: Der Energiestoffwechsel verbessert sich. Sie verspüren durch das Fasten nachhaltig neue Energie und mehr Leistungsstärke.

Den Körper wieder fit machen

Stark verarbeitete Lebensmittel, Fertigkost, Fast Food, Alkohol und Zucker sind heute noch tabu. Überkommt Sie die Lust auf Süßes, greifen Sie zu Früchten. Am besten zu Beeren, denn die haben einen geringen Zuckergehalt. Kaffee darf wieder wie gewohnt getrunken werden.

So bleiben Sie dran – gesund essen danach

Der Plan sieht vor, danach wieder zur gewohnten Ernährung zurückzukehren. Doch wie wäre es, den Körper weiterhin bestmöglich zu unterstützen und ihm zu geben, was er braucht?

Wer gefastet hat, lernt seine Körpersignale oft besser kennen und einzuschätzen. Wie fühlen Sie sich nach einem leckeren Salat mit knackfrischem Gemüse? Wie fühlen Sie sich nach einem schlappen Brötchen vom Bäcker? Vielen wird erst jetzt bewusst, wie oft sie im Alltag snacken oder zu Fertigkost greifen.

Durch das Scheinfasten verstehen wir besser, was unserem Körper guttut und was weniger – was vor dem Scheinfasten vielleicht zu viel war und was ihm fehlte. So schlägt das Scheinfasten die ideale Brücke zu einer gesünderen Ernährung im Alltag. Es fällt uns leichter, uns von ungünstigen Ernährungsgewohnheiten zu verabschieden. Wir erkennen, dass unser Körper uns mit einem gesteigerten Wohlbefinden und Gesundheit belohnt, wenn wir ihm geben, was er braucht – regelmäßiges Scheinfasten und eine dauerhaft gesunde Ernährung. Für viele bedeutet das Scheinfasten daher, einmal den Reset-Knopf zu drücken und unliebsame gegen gesündere Gewohnheiten auszutauschen.

Startschuss in eine gesündere Lebensweise

Vielleicht geht es Ihnen ähnlich und das Scheinfasten ist auch für Sie ein Neustart in eine gesündere Ernährung und Lebensweise. Damit Ihnen der Weg dahin leichter fällt, finden Sie hier die Bausteine einer gesunden Ernährung, auf die es ankommt.

Doch wie ernährt man sich am besten gesund? Sind Sie auch verunsichert und verwirrt von den zahlreichen Tipps und widersprüchlichen Empfehlungen?

Ebenso wie das Fasten evolutionär in unseren Genen liegt, so gibt es grundlegende Ernährungsregeln, die sich lohnen und von denen Sie garantiert profitieren. Aber Ernährungsregeln ändern sich doch ständig? Dieser Eindruck entsteht oft, wenn unseriöse Expertinnen und Experten aus einzelnen Studien allgemeingültige Regeln aufstellen. Wenn Sie sich an seriösen Quellen orientieren, stellen Sie fest: Der Kern der Ernährungsempfehlungen für eine gesunde Ernährung ändert sich nicht. Und mehr als diesen Kern müssen Sie nicht beachten, um gesund zu essen.

Hundertjährige im Check

Das wissenschaftliche Interesse am Geheimnis eines langen, gesunden Lebens ist in den letzten Jahrzehnten enorm gestiegen. Warum leben Menschen in einigen Regionen dieser Welt nicht nur besonders lange, sondern auch mit bester Gesundheit?

Bekannt geworden sind die Hundertjährigen der Blue Zones, den Regionen der Erde, in denen besonders viele Hundertjährige leben. Etwa auf der Insel Okinawa in Japan oder der italienischen Insel Sardinien, wo Schlaganfall und Herzinfarkt eine Ausnahmeerscheinung sind, oder der griechischen Insel Ikaria, deren Demenzrate Seltenheitswert besitzt.

So unterschiedlich die Gewohnheiten und die Ernährung in den unterschiedlichen Regionen der Welt ist, so sind es letztlich überall ähnliche Faktoren, die uns gesunde Lebensjahre schenken: eine Ernährung, die auf regionalen, frischen und vorwiegend pflanzlichen Lebensmitteln basiert.

Was ist das Geheimnis der Hundertjährigen?

Auf ihren Tischen finden sich keine TK-Pizza oder Limonade, kein gezuckerter Joghurtdrink, sondern stattdessen das, was die Region an frischen und saisonalen Lebensmitteln zu bieten hat. Dazu wird gewürzt mit typischen Kräutern und Gewürzen aus der Region. Und je nachdem, ob wir nach Japan (Okinawa), Griechenland (Ikaria), Italien (Sardinien) oder Loma Linda (Kalifornien) schauen, kommen kleine Mengen an Fisch, Meeresfrüchten, Lamm oder Geflügel mit auf den Teller. Dazu je nach Region fermentierte Soja- oder Milchprodukte, Käse, Hülsenfrüchte, ganze Getreidekörner, aber auch mal ein Glas Wein. Statt verarbeiteter Produkte gibt es unverarbeitete Lebensmittel, die schonend zubereitet werden und in denen noch viele Nährstoffe stecken.

Vor allem die Fülle an unverarbeiteten pflanzlichen Lebensmitteln macht die Ernährung der Blue Zones zu einem wahren Gesundheitsbooster, der unseren Körper mit reichlich Mikronährstoffen und sekundären Pflanzenstoffen versorgt, von der jede Zelle des Körpers profitiert. Alle wichtigen Gesundheitsparameter wie Blutdruck, Blutzucker, Blutfette, Entzündungsstoffe, Leberwerte sowie unser Mikrobiom im Darm werden positiv beeinflusst. Daher verlangsamt eine Ernährung nach dem Vorbild der Hundertjährigen Alterungsprozesse und senkt das Risiko für zahlreiche Zivilisationserkrankungen wie Diabetes, Herz-Kreislauf-Erkrankungen, Krebs und Demenz.

Insgesamt nehmen die ältesten Menschen der Welt weniger Kalorien auf als wir, essen dafür aber deutlich nährstoffreicher.

Den einen Speiseplan, um gesund alt zu werden, braucht es also nicht. Die ältesten Menschen der Blue Zones zeigen uns, dass wir uns überall auf der Welt gesund ernähren können – mit frischen, saisonalen und unverarbeiteten Produkten aus unserer Region. Damit es Ihnen leichtfällt, die besten Entscheidungen für sich und Ihre Gesundheit zu treffen, finden Sie hier einige wenige, aber effektive Anregungen, die Sie leicht im Alltag umsetzen können.

Den Zellen geben, was sie brauchen

Mit diesen zeitlosen Bausteinen für eine gesunde Ernährung tauchen Sie auch im Alltag immer wieder in den Jungbrunnen ein. Auch mit normal großen Portionen werden Sie Ihr Gewicht halten, Ihren Körper und Ihre Zellen mit wertvollen Mikronährstoffen unterstützen – für ein langes Leben und viele fitte Jahre.

Überwiegend pflanzlich essen und den Darm stärken

Wer zu naturbelassenen, wenig verarbeiteten und überwiegend pflanzlichen Lebensmitteln greift, schlägt Alterungsprozessen ein Schnippchen. Welche Ernährungsweise man dabei im Detail wählt, ist nicht wichtig. Worauf es ankommt, ist, dass Ihr Teller weitgehend mit Gemüse, Salaten, Obst, Nüssen, Vollkorngetreide, Hülsenfrüchten und hochwertigen pflanzlichen Ölen gefüllt ist. Wer sich an dieser einfachen Leitlinie orientiert, kann das Altern seiner Zellen verlangsamen und viele gesunde Jahre gewinnen.

Ein Forschendenteam der Harvard University verglich das Gesundheitspotenzial vier gesunder Ernährungsformen: der mediterranen Ernährung, der pflanzenbasierten Ernährung, der Ernährung nach dem Healthy Eating Index sowie dem Alternate Eating Index, die alle auf einen hohen Anteil an pflanzlicher

Kost setzen, sich jedoch in Details unterscheiden. Hierfür beobachtete das Team 120 000 Personen im Alter von 30 bis 75 Jahren über 36 Jahre hinweg. Das Ergebnis: Egal nach welcher der vier Ernährungsweisen die 120 000 Teilnehmenden aßen, alle konnten das Ticken ihrer biologischen Uhr verlangsamen.[29] Dabei galt: Je besser die Ernährungsqualität und je nährstoffreicher die Teilnehmenden aßen, desto geringer war ihr Risiko für Herz-Kreislauf-Erkrankungen, Demenz oder weitere Erkrankungen. Pflanzliche Lebensmittel sind zudem unsere einzige Quelle für darmgesunde Ballaststoffe, die Ihr Darmmikrobiom pflegen.

Es reicht, zu etwa 80 Prozent pflanzlich zu essen, um von den zahlreichen Gesundheitsvorteilen zu profitieren. Gemüse, Hülsenfrüchte, Nüsse und Samen liefern uns auch hochwertige Eiweiße. Wer dagegen überwiegend tierisches Eiweiß isst, altert schneller, denn zu viele tierische Proteine erhöhen das Level am Wachstumsfaktor IGF-1, der mit einem Krebsrisiko in Zusammenhang steht. Bei kleinen Mengen an tierischem Protein ist das nicht der Fall.

Kurze Wege und hohe Qualität

Machen Sie es wie die ältesten Menschen der Welt und ernähren Sie sich vor allem von dem, was in Ihrer Region wächst und gedeiht. Gemüse, Obst und Kräuter aus der Nähe liefern mehr Vitamine und sekundäre Pflanzenstoffe als weit gereiste Gewächshausware. Sie unterstützen so Ihre Zellen bestmöglich und besser für die Umwelt ist es obendrein. Zudem scheint unser Körper an die Ernährung unserer Heimat angepasst zu sein. Heimische alte Sorten werden bei Unverträglichkeiten und Allergien oft besser vertragen und schonen unseren Darm als wichtige Gesundheitszentrale unseres Körpers. Eine intakte Darmbarriere ist zudem entscheidend, um Nährstoffe optimal aufzunehmen.

Der Griff zu hochwertigen tierischen Produkten lohnt sich besonders auch bei Fleisch- und Milchprodukten. Je besser die Tiere ernährt und gehalten werden, desto mehr gesunde Nährstoffe wie Omega-3-Fettsäuren und umso weniger Entzündungsstoffe stecken in Fleisch, Eiern, Milch und Joghurt.

Wann immer möglich, greifen Sie zu Bio-Qualität. So nehmen Sie weniger Pestizide oder andere Rückstände auf, die zu unerwünschten Zellveränderungen führen können. Untersuchungen der Lebensmittelbehörden wiesen 2023 in mehr als der Hälfte konventioneller Lebensmittel unerwünschte Stoffe nach. Zwar größtenteils unter der erlaubten Höchstmenge, doch zeigt diese Zahl, wie verbreitet der Einsatz chemischer Stoffe mittlerweile ist. Wechselwirkungen zwischen verschiedenen Schadstoffen werden von den Lebensmittelämtern nicht berücksichtigt oder aufsummiert. Expertinnen und Experten kritisieren immer wieder problematische Mehrfachrückstände, bei denen durch Wechselwirkungen ihre giftige Wirkung verstärkt wird. Je weniger wir davon aufnehmen, umso besser also. Achten Sie zudem auf schadstofffreie Verpackungen und versuchen Sie, so oft es geht auf Kunststoffverpackungen und beschichtete Dosen zu verzichten.

Ganze Lebensmittel

Halten Sie sich vor Augen: Ein ganzes Dinkelkorn wirkt auf Ihren Körper völlig anders als ein Weißmehlbrötchen, frische Beeren anders als der gezuckerte Tiefkühlbeeren-Mix, ein frisches Bio-Steak anders als eine Scheibe Wurst, ein Naturjoghurt anders als ein süßer Fruchtjoghurt und kalt gepresstes Olivenöl anders als gehärtete Industriefette. Essen Sie überwiegend ganze, wenig verarbeitete Lebensmittel und meiden Sie Fertigprodukte und Fastfood, die reich an künstlichen Zusätzen sind. Je naturbelassener die Lebensmittel, die wir essen, umso nährstoffreicher und umso besser für unsere Gesundheit. Das heißt nicht, dass es keine Ausnahmen geben darf, wenn Sie auf die Balance achten.

Wasser trinken: So viel ist gesund

Ein einfacher Tipp, dessen Effekt oft unterschätzt wird: genug Wasser trinken, um den Körper zu hydrieren. Nichts ist daher wichtiger für uns, denn der Mensch besteht zu 80 Prozent aus Wasser. Wasser ist ein wichtiger Transporter für Nährstoffe in unserem Körper. Trinken Sie, bevor der Durst kommt. Wie viel Wasser Sie benötigen, ist individuell. Zwei Liter am Tag sind ein guter Richtwert. Als Orientierung gilt zudem eine Menge von 30 ml Wasser pro kg Körpergewicht und Tag.

Reicht unsere Ernährung aus – oder sollte ich ergänzen?

Schaffen Sie es immer, sich optimal zu ernähren, mit reichlich frischen Lebensmitteln, aus denen Sie täglich frische Mahlzeiten zubereiten? Falls ja: perfekt! Falls nicht, kann es durchaus Sinn ergeben, Ihrem Körper eine tägliche Unterstützung mit allen wichtigen Vitaminen und Spurenelementen zu bieten. Hochdosierte Vitaminpräparate aus dem Supermarkt sind damit allerdings nicht gemeint. Achten Sie auf Qualität und eine ganzheitliche, wissenschaftliche Dosierung der Mikronährstoffe, damit die Nährstoffe dort ankommen, wo Ihr Körper sie benötigt: in den Zellen. Sprechen Sie sich hierzu auch mit Ihrer Ärztin oder Ihrem Arzt ab.

Regelmäßiges Scheinfasten

Unsere Gene sind auf das Fasten ausgelegt. Um gesund zu sein, brauchen Sie den metabolischen Switch, bei dem unsere Körperzellen durch Kalorienrestriktion ihre alten und defekten Zellbestandteile abbauen und recyceln – und sich so nachhaltig verjüngen. Jedoch weiß man noch nicht exakt, wann die Autophagie startet. Das kann je nach Stoffwechsel nach 14 oder 16 Stunden der Fall sein. Eine verlängerte Esspause in der Nacht wie beim 16:8-I Intervallfasten bringt also nach heutigem Kenntnisstand bereits Erfolge. Da die Autophagie erst nach zwei bis drei Tagen ihren Höhepunkt erreicht, ist das Scheinfasten über fünf Tage allerdings deutlich wirksamer.

Mit dem Scheinfasten haben Sie Ihrem Körper und Ihren Zellen einen Frühjahrsputz gegönnt. Ein großer Frühjahrsputz ein oder mehrmals im Jahr ist sinnvoll, um auch in Ecken zu gelangen, in die man sonst nicht gut kommt. Optimal ist es aber auch, täglich ein wenig aufzuräumen und zu putzen, damit sich gar nicht erst so viel Schmutz ansammelt. Um den gereinigten Zustand Ihrer Zellen möglichst lange zu halten, ist es daher sinnvoll, täglich kleinere Aufräumarbeiten in den Zellen anzuregen.

Verlängerte nächtliche Esspause

Sie können die Zellreinigung im Alltag aktivieren, indem Sie die nächtliche Esspause um einige Stunden ausdehnen, also etwas später frühstücken oder nicht zu spät zu Abend essen. Während der Esspause deaktivieren Sie den Stoffwechselschalter mTorC1 für einige Stunden – und setzen die Autophagie damit auf ein höheres Level. Auch wenn sich der volle Effekt der Autophagie erst nach 48 bis 72 Stunden einstellt, bringen Sie durch die verlängerte tägliche Esspause die Aktivität der Autophagie auf eine höhere Stufe und verbessern so die Gesundheit Ihrer Zellen.

Zellen im Alltag verjüngen

Auch nach dem Scheinfasten können wir durch die richtige Ernährung unsere Zellen bei der Verjüngung unterstützen. Wie das geht, zeigt uns Forscherin Kara Fitzgerald. Sie und ihr Team untersuchten in einer Pilotstudie mit zunächst männlichen Teilnehmern, wie sich unsere epigenetische Altersuhr durch einen gesunden Lebensstil beeinflussen lässt.[30] Später wiederholte sie die Studie mit weiblichen Testpersonen. Acht Wochen lang stellte die Hälfte der Teilnehmenden ihre Ernährung auf gesunde, pflanzenbasierte Kost um (wenig tierische Eiweiße, viel Gemüse), erhielt eine ganzheitliche Mikronährstoffergänzung, schlief mindestens sieben Stunden pro Nacht, bewegte sich 30 Minuten am Tag und hielt eine Esspause zwischen 19 Uhr abends und sieben Uhr morgens ein. Zu Beginn und am Ende der acht Wochen analysierten die Forschenden das biologische Alter der Teilnehmenden. Das Erstaunliche: Am Ende dieses doch kurzen Zeitraums zeigten sich deutliche Unterschiede im epigenetischen Muster, gemessen anhand der eingangs erwähnten Horvath-Uhr (Seite 29). Die Altersuhr hatte sich bei Männern um 1,96 Jahre zurückgedreht, während die Teilnehmer ohne Lebens-

Essen Sie so bunt wie möglich

Rote Beeren, gelbe Paprika, grüner Rucola, violette Artischocken, orangefarbene Möhren: Laden Sie sich jeden Tag einen Regenbogen auf Ihren Teller! So nehmen Sie die ganze Palette der gesunden Polyphenole und weiterer sekundärer Pflanzenstoffe auf.

Ebenso wie sich Pflanzen mit sekundären Pflanzenstoffen vor Feinden schützen, schützen diese, vereinfacht gesagt, auch unsere Zellen vor Feinden. Je bunter Sie essen, umso mehr der bisher bekannten 100 000 unterschiedlichen sekundären Pflanzenstoffe liefern Sie Ihrem Körper.

Wer zu jeder Mahlzeit Gemüse, Salate oder Kräuter isst, kommt auf täglich rund drei Handvoll Gemüse und zwei Handvoll Früchte. Robuste, alte Sorten aus Bio-Anbau bilden oft mehr sekundäre Pflanzenstoffe als konventionelle, hochgezüchtete Sorten.

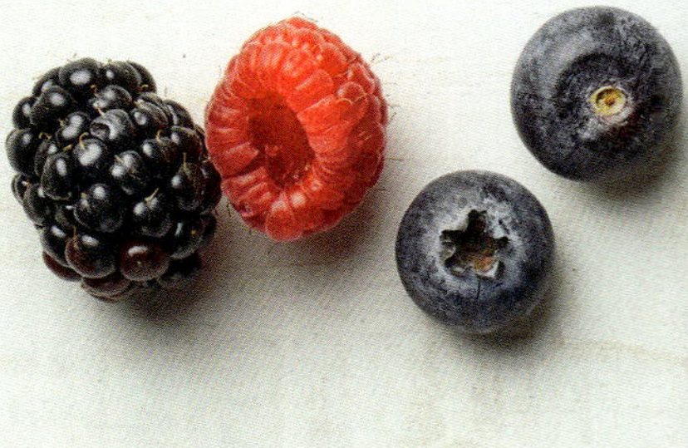

Phenolsäuren sollen das Risiko für bestimmte Krebsarten senken und dank ihrer antioxidativen Wirkung unsere Zellen vor Gefahren schützen. Grüner und schwarzer Tee enthalten zusätzlich hohe Mengen an Flavonoiden.

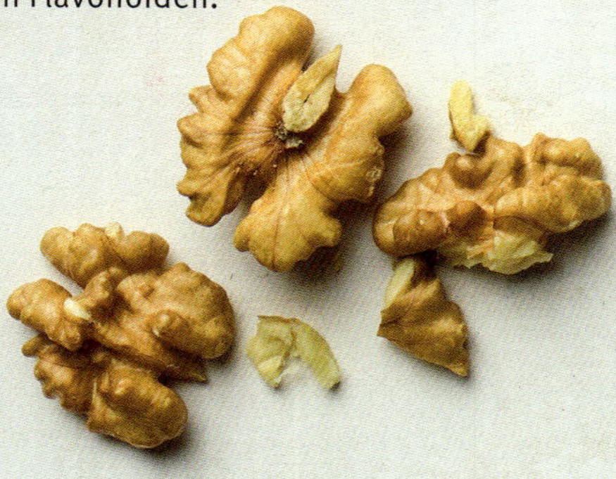

Polyphenole, zu denen Flavonoide und Anthocyane zählen, werden von farbenfrohem Obst und Gemüse geliefert. Setzen Sie auf eine bunte Palette pflanzlicher Lebensmittel. Sie senken das Risiko für Erkrankungen wie Krebs und Herz-Kreislauf-Erkrankungen, reduzieren den Blutdruck und Entzündungen. Am besten bei regionalen, alten Sorten sowie Bio zugreifen – sie liefern deutlich mehr der wertvollen Pflanzenstoffe.

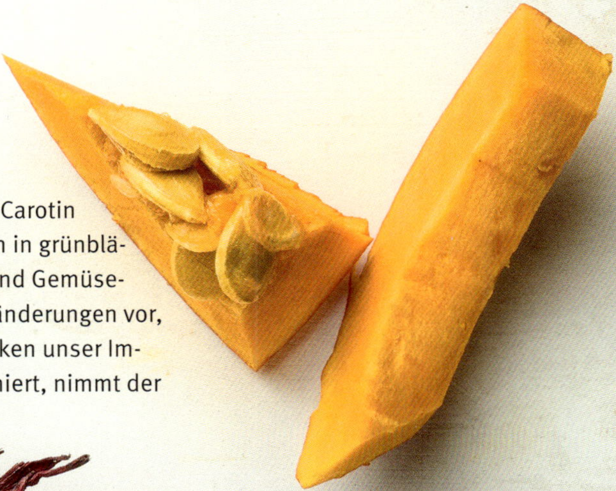

Carotinoide, zu denen das Beta-Carotin und das Lykopin zählen, kommen in grünblättrigen, gelben und roten Obst- und Gemüsesorten vor. Sie beugen Gefäßveränderungen vor, hemmen Entzündungen und stärken unser Immunsystem. Mit etwas Öl kombiniert, nimmt der Körper sie besonders leicht auf.

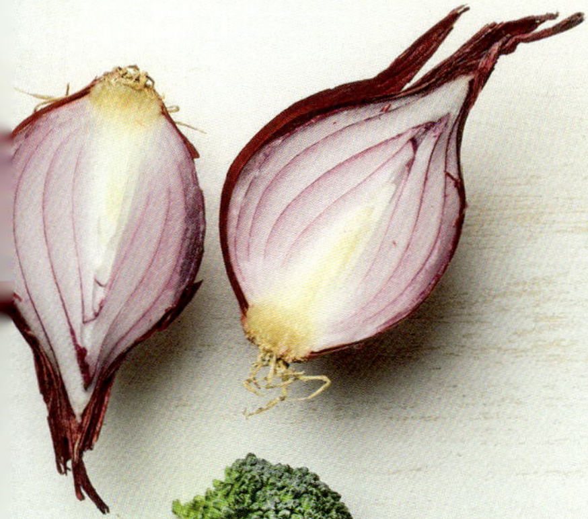

Sulfide sind schwefelhaltige Pflanzenstoffe, die Knoblauch und Zwiebeln ihr typisches Aroma verleihen. Sie sorgen nicht nur für Würze in unserem Essen, sondern wirken auch antioxidativ, d. h., sie schützen unsere Zellen und sie senken unseren Blutdruck und den Cholesterinspiegel. Besonders wirksam ist roher Knoblauch.

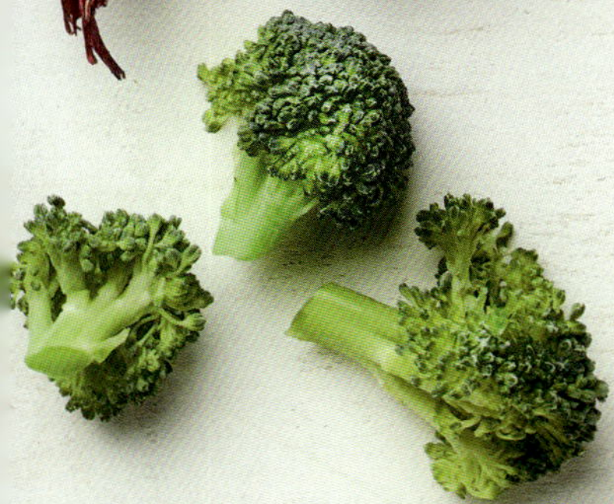

Glucosinolate, die in allen Pflanzen der Kreuzblütlerfamilie stecken, stehen für den kohltypischen Geruch. Sie wirken antioxidativ, schützen vor Krebs und sie stärken das Immunsystem. Erhitzen verringert allerdings ihren Gehalt, daher am besten öfter mal roh essen und Rot- oder Weißkohl und Brokkoli mal im Salat genießen.

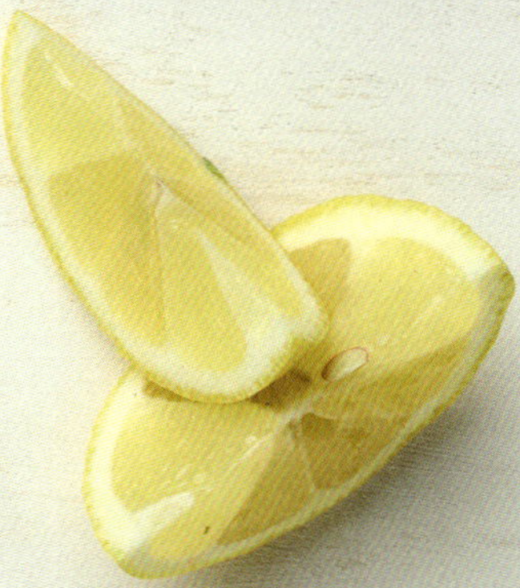

Monoterpene finden sich vor allen in Zitrusfrüchten, Kräutern und Gewürzen. Verfeinern Sie Ihr Essen so oft es geht mit frischen Kräutern, dann nehmen Sie automatisch reichlich der gesunden Pflanzenstoffe auf, die vor Krebs schützen und den Cholesterinspiegel senken.

stiländerung um 1,27 Jahre gealtert waren. Insgesamt betrug der Unterschied im biologischen Alter der Männer also mehr als drei Jahre. Bei den Frauen drehte sich die biologische Uhr noch deutlicher rückwärts. Sie waren nach dem achtwöchigen Programm sogar um 4,6 Jahre jünger.

Der Jungbrunnen-Tagesplan sah so aus:

- 2 Tassen grünes Blattgemüse (z. B. Spinat, Grünkohl, Löwenzahn, Mangold)
- 2 Tassen Kreuzblütler (z. B. Brokkoli, Blumenkohl, Pak Choi, Grünkohl, Brunnenkresse, Rosenkohl)
- 3 Tassen buntes Gemüse (saisonales Gemüse nach Wahl)
- 1 kleine Rübe (Rote Bete)
- 4 EL Kürbiskerne
- 4 EL Sonnenblumenkerne
- 1 Methylgruppenspender zusätzlich (zur Auswahl: 2 Tassen grüner Tee, ½ Tasse Beeren, ½ TL Rosmarin, ½ TL Kurkuma, 2 Knoblauchzehen)

ORAC-Lebensmittel führen das Scheinfasten fort

ORAC ist ein Maß für den Gehalt an Antioxidantien in einem Lebensmittel und steht für Oxygen Radical Absorbance Capacity, also die Fähigkeit, unsere Zellen vor freien Radikalen zu schützen. Vitamin B_2, C und E, Selen und Zink sowie bestimmte sekundäre Pflanzenstoffe aus Gemüse und Früchten zählen dazu. Sie schützen Ihre Zellen vor oxidativem Stress und können über epigenetische Schalter gesundheitsfördernde Gene aktivieren. Lebensmittel, die diesen Effekt besitzen, finden Sie in der Tabelle auf der hinteren Buchklappe. Bedienen Sie sich im Alltag abwechslungsreich an ORAC-Lebensmitteln. Suchen Sie sich täglich zwei bis drei (oder gerne mehr) Lebensmittel aus dieser Auswahl aus und bauen Sie diese in Ihren Speiseplan ein. Auch andere bunte saisonale Gemüse-, Kräuter- und Obstsorten liefern reichlich sekundäre Pflanzenstoffe und damit viel ORAC-Potential. Als Orientierung sind 5 000 bis 8 000 ORAC-Einheiten am Tag empfehlenswert.

Lebensmittel, die Sirtuine aktivieren

Der Genetiker David Sinclair, Co-Direktor des Center for Biology of Aging Research an der Harvard Medical School in Boston, kann auf eine Vielzahl von wissenschaftlichen Publikationen zurückblicken und machte mit seinem Buch »Das Ende des Alters« Schlagzeilen.

Laut Sinclair ist das sogenannte »epigenetische Rauschen« dafür verantwortlich, dass wir älter werden. Es besagt, dass unsere Zellen mit den Jahren so viele Mängel aufweisen, dass sie nicht mehr einwandfrei funktionieren können. Je mehr dieser Zellen sich anhäufen, desto stärker altern wir. Mit dem Wissen um die sogenannten Sirtuine hat Sinclairs Forschung einen neuen Zenit erreicht.

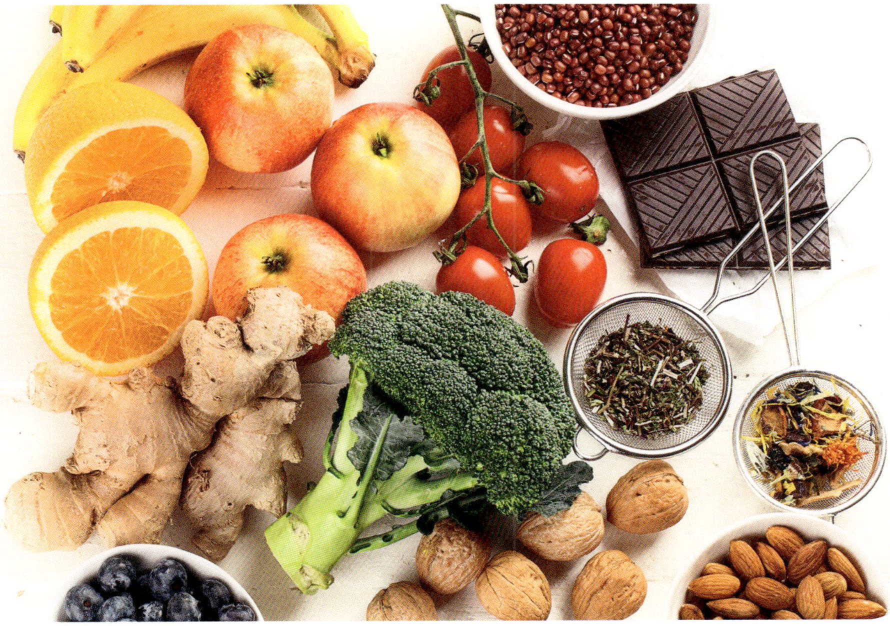

Was sind Sirtuine?

Sirtuine sind eine Gruppe von Enzymen, die unseren Stoffwechsel und Alterungsprozesse beeinflussen können. Bestimmte sekundäre Pflanzenstoffe, u. a. Polyphenole, sollen die Aktivität der Enzyme erhöhen können.

Unsere Zellen verlieren mit der Zeit die Fähigkeit, die richtigen Gene abzulesen und zu aktivieren. Dies hängt Sinclairs Ansicht nach eng mit speziellen Enzymen, den Sirtuinen, zusammen. Während einfache Organismen nur ein Sirtuin besitzen, sind Sirtuine beim Menschen durch eine Familie von sieben Enzymen (Sirt1 bis Sirt7; Sirt = silent information regulation) repräsentiert, die sich in nahezu allen Körperzellen finden. In den letzten Jahren rückten diese aufgrund ihrer lebensverlängernden Eigenschaften in den Mittelpunkt der Interessen vieler Altersforschenden.

Tatsächlich kann eine Steigerung des Hefesirtuins Sirt2 die Lebensdauer von Hefen verlängern. Beim Menschen sollen Sirtuine über epigenetische Wege unsere Zellen vor Schäden schützen und Alterungsprozesse ausbremsen. Als Reparaturenzyme stabilisieren sie unser Genom. So sollen sie Entzündungen verlangsamen und auch die Autophagie anregen, ebenso wie die Reparatur von Schäden an unserem Erbgut.[32] Stellen Sie sich unsere Gene wie eine CD vor. Mit der Zeit zerkratzt die CD, die Daten sind weiterhin vorhanden, können aber nicht mehr korrekt abgelesen werden. Im Falle unserer Gene wirken die Sirtuine wie ein Poliertuch. Unsere Zellen können einwandfrei arbeiten, die Regulation der Gene bleibt erhalten, anstatt von Jahr zu Jahr ungenauer zu werden. Fehlt das Poliertuch, ist das der Grund, warum unsere Haare grau werden, unsere Haut faltig und unsere Gelenke schmerzen. Doch wie kommen wir an das Poliertuch?

Indem Sie Ihre Kalorienzufuhr beschränken, kurbeln Sie die Aktivität der Sirtuine an, also auch während des Scheinfastens. Für die tägliche Sirtuinaktivierung in Ihren Zellen können Sie auf 16 Pflanzenstoffe zurückgreifen, die mehrheitlich zu den sekundären Pflanzenstoffen zählen. Daneben verfügen diese über weitere gesundheitsfördernde Eigenschaften, etwa die Fähigkeit, den Cholesterinspiegel zu senken oder Entzündungen zu reduzieren, wenn diese im Verbund eines Lebensmittels verzehrt werden. Die Wirkung gilt also nicht in Tablettenform.

Zu den Sirtuin-Aktivatoren zählen:

- Obst (inbesondere Beeren, Äpfel, Trauben und Zitrusfrüchte)
- Gemüse (insbesondere grünes Gemüse, Kreuzblütler wie Rotkohl, Brokkoli, Grünkohl und Rosenkohl, Tomaten, rote Zwiebeln, Knoblauch)
- Hülsenfrüchte wie Linsen, Bohnen, Kichererbsen
- Nüsse (insbesondere Walnüsse und Cashewnüsse)
- Schwarzer und Grüner Tee, Kaffee, Kakao
- dunkle Schokolade
- Sojaprodukte wie Tofu
- Kräuter und Gewürze wie Petersilie, Chili, Ingwer, Kurkuma und Zimt
- Pseudogetreide wie Buchweizen und Quinoa (gibt es mittlerweile auch aus heimischem Anbau)
- Natives Olivenöl

Auch in der Tabelle auf der hinteren Buchklappe finden Sie eine Auswahl an epigenetisch aktiven Pflanzenstoffen, die Ihre körpereigenen Sirtuine aktivieren. Wählen Sie aus, was Ihnen schmeckt, und versuchen Sie, einige dieser Lebensmittel täglich in Ihren Speiseplan einzubauen.

Test: Wie oft sollte ich scheinfasten?

Wie oft Sie Ihre Zellen beim Ausmisten und Entrümpeln unterstützen sollten, hängt von Ihren Lebens- und Ernährungsgewohnheiten ab.

Je gesünder Ihr Lebensstil und je besser Ihr Gesundheitszustand, umso weniger Altlasten sammeln sich in Ihren Zellen an – und umso seltener ist ein Großputz notwendig. Besprechen Sie mit Ihrer Hausärztin oder Ihrem Hausarzt, wie oft das Scheinfasten für Ihren individuellen Gesundheitszustand empfehlenswert ist. Hier finden Sie einige Richtlinien:

☐ **Zustand:** Ich habe Übergewicht bzw. mindestens zwei Risikofaktoren für Diabetes, Herz-Kreislauf-Erkrankungen oder neurodegenerative Erkrankungen (z. B. hohen Blutdruck, hohe Blutzuckerwerte, familiäre Vorbelastung)
Empfehlung: einmal pro Monat

☐ **Zustand:** Ich habe Normalgewicht und mindestens zwei Risikofaktoren für Diabetes, Herz-Kreislauf-Erkrankungen oder neurodegenerative Erkrankungen (z. B. hohen Blutdruck, hohe Blutzuckerwerte, familiäre Vorbelastung)
Empfehlung: alle zwei Monate

☐ **Zustand:** Ich habe Normalgewicht und mindestens einen Risikofaktor für Diabetes, Herz-Kreislauf-Erkrankungen oder neurodegenerative Erkrankungen (z. B. hohen Blutdruck, hohe Blutzuckerwerte, familiäre Vorbelastung)
Empfehlung: alle drei Monate

☐ **Zustand:** Ich bin gesund, ernähre mich ausgewogen, bin aber wenig körperlich aktiv.
Empfehlung: alle vier Monate

☐ **Zustand:** Ich ernähre mich gesund und bewege mich regelmäßig.
Empfehlung: alle sechs Monate

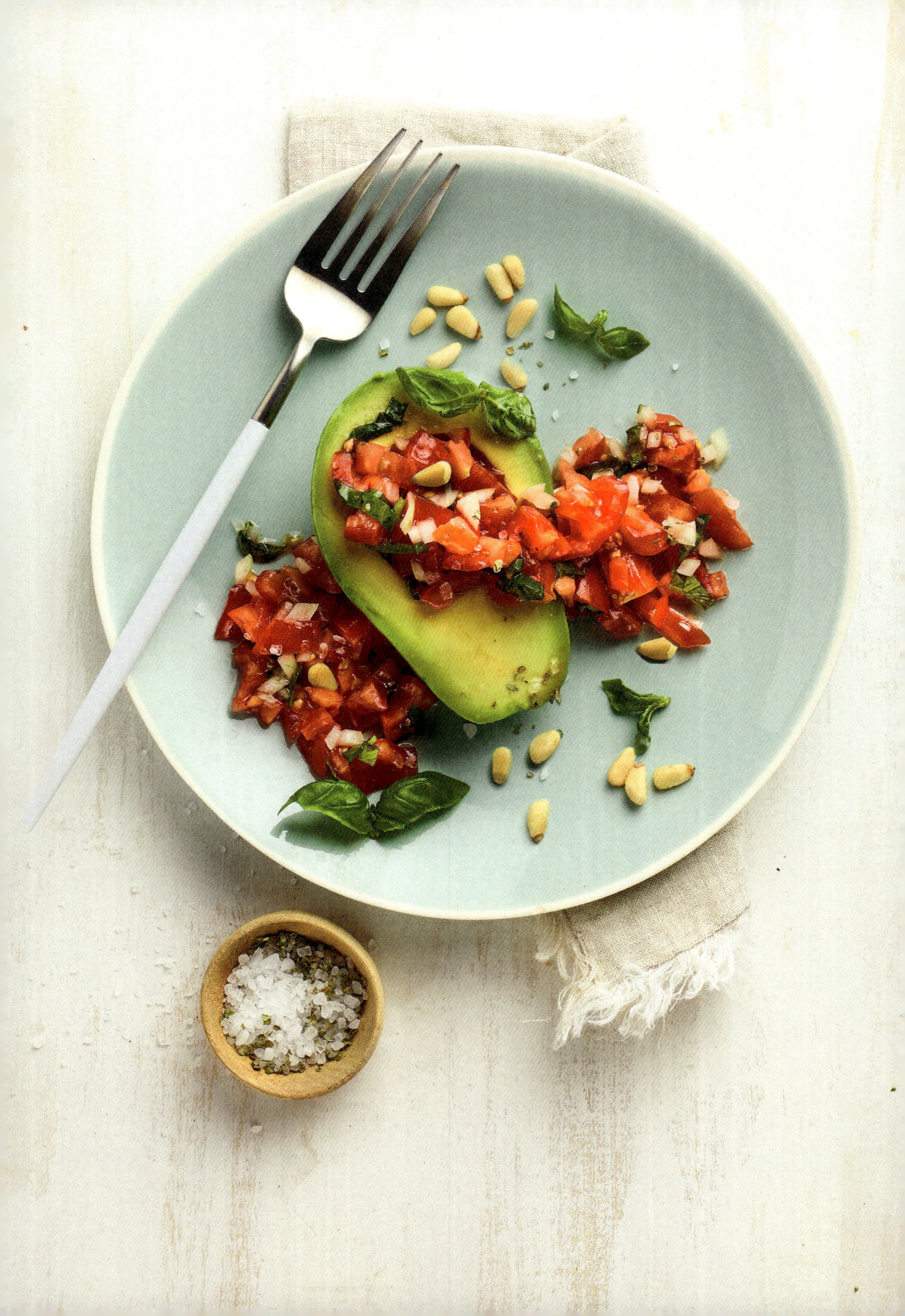

Rezepte

Wählen Sie Ihre Favoriten und tauschen Sie nach Belieben. Alle Rezepte für Frühstück, Mittag- und Abendessen können Sie zu Ihren Wunschzeiten essen.

Möhren-Nuss-Müsli

Frühstück
Für 1 Portion
5 Min.

50 g Apfel (geputzt gewogen) • 50 g Möhre (geputzt gewogen) • 15 g Walnusskerne • 150 g Kokosjoghurt • 5 g Leinöl • 15 g geschrotete Leinsamen

- Apfel und Möhre putzen und fein raspeln. Walnüsse grob hacken.
- Joghurt in ein Schälchen geben und mit Leinöl verrühren.
- Geriebenen Apfel, Möhrenraspel, gehackte Walnüsse und Leinsamen untermischen und servieren.

Nährwerte pro Portion
344 kcal • 26 g Fett • 19,8 g KH • 7,9 g Eiweiß

Beeren-Bowl mit Goldleinsamen

Frühstück
Für 1 Portion
5 Min.

100 g TK-Beerenmischung • 100 ml Mandeldrink • 100 g Apfelmark (ungesüßtes Apfelmus) • 20 g geschrotete Goldleinsamen • 20 g Mandelmus • 5 g Leinöl • 10 g gehackte Mandeln

- Einige TK-Beeren beiseitelegen. Mandeldrink mit restlichen gefrorenen Beeren und Apfelmark sowie 1 EL Goldleinsamen, Mandelmus und Leinöl in ein hohes Gefäß geben und pürieren.
- Fruchtpüree in ein Schälchen geben.
- Zum Servieren mit beiseitegelegten Beeren, übrigen Goldleinsamen sowie Mandeln toppen.

Tipp Probieren Sie mal Matcha statt Kaffee: Eine Tasse des mit dem feinen Grüntee-Pulver angerührten Getränks liefert ähnlich viel Koffein wie Kaffee, macht aber sanfter wach. Pluspunkt: Das Koffein regt die Autophagie an und die enthaltenen Antioxidantien wirken entzündungshemmend.

Nährwerte pro Portion
364 kcal • 27,1 g Fett • 18,6 KH • 10 g Eiweiß

» Beeren-Bowl mit Goldleinsamen

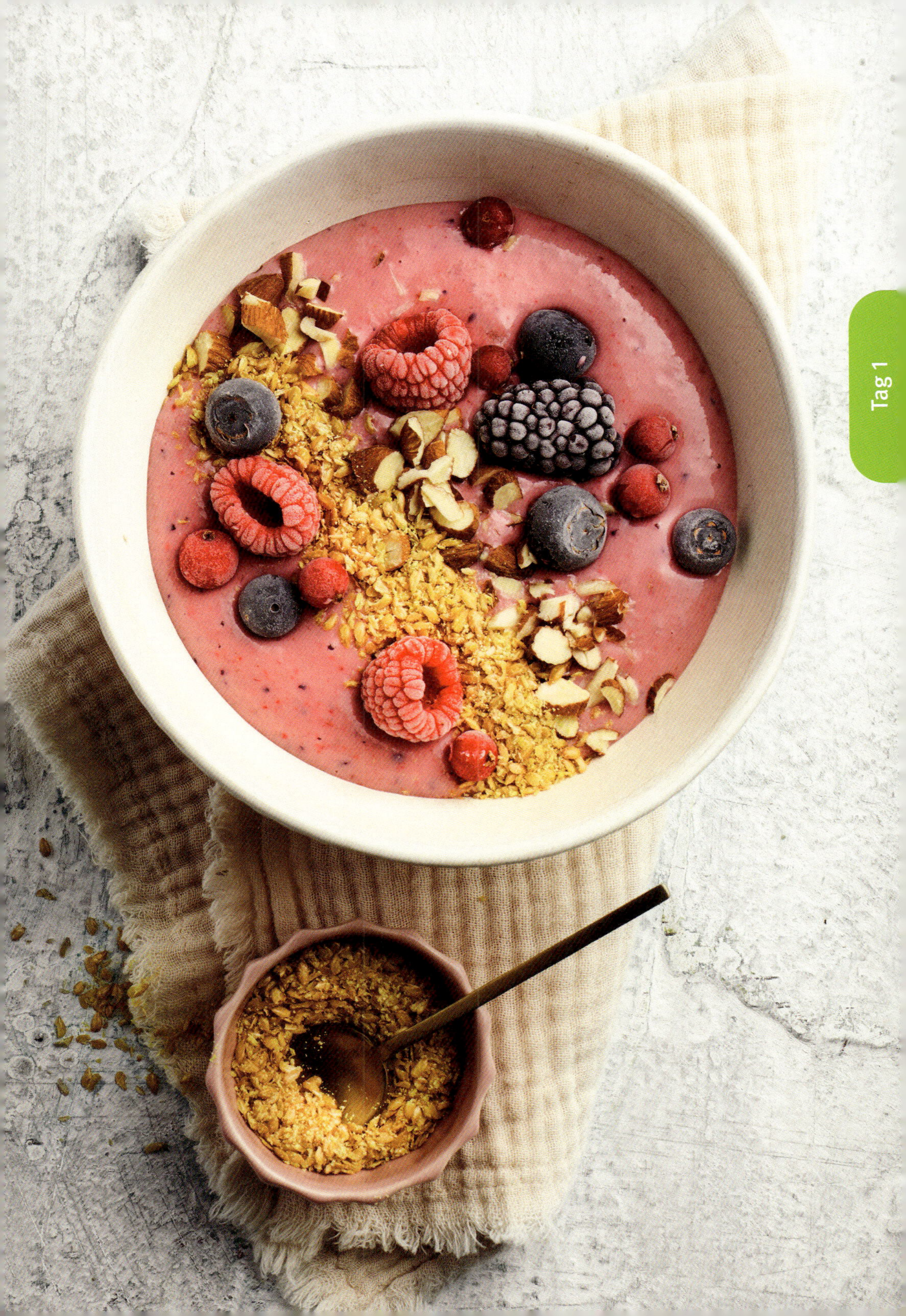

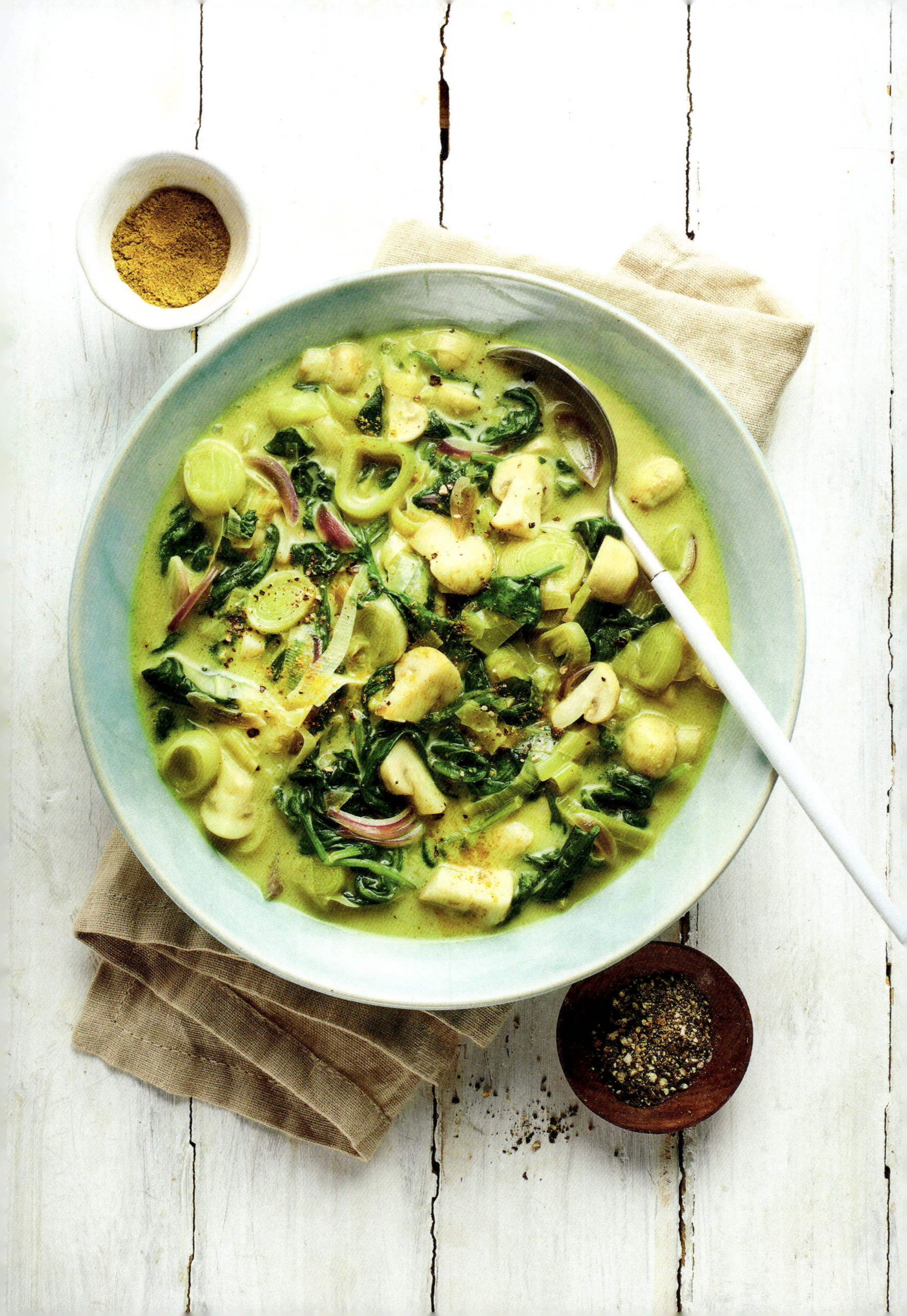

Pilz-Zucchini-Pfanne mit Rucola

Mittag- oder Abendessen
Für 1 Portion
20 Min.

300 g Champignons (geputzt gewogen) • 100 g Zucchini • 15 g Olivenöl • Salz • Pfeffer • 20 g Rucola (geputzt gewogen) • 25 g gehackte Walnüsse

- Pilze und Zucchini putzen und kleinschneiden. In einer Pfanne im heißen Olivenöl 8 Minuten andünsten. Mit Salz und Pfeffer würzen und Gemüse auf einen Teller geben.

- Rucola darüber geben und mit den gehackten Walnüssen bestreuen.

Nährwerte pro Portion
363 kcal • 31,8 g Fett • 6,5 g KH • 13,8 g Eiweiß

« Spinat-Kokos-Curry

Spinat-Kokos-Curry

Mittag- oder Abendessen
Für 1 Portion
15 Min.

250 g frischer Spinat (geputzt gewogen) • 100 g Lauch (geputzt gewogen) • 80 g Champignons (geputzt gewogen) • 20 g rote Zwiebel (geputzt gewogen) • 5 g Sesamöl • 1 TL Curry • 5 g Sojasauce • 1 Prise gemahlene Chili • 150 ml Gemüsebrühe • 100 g cremige Kokosmilch • Salz • Pfeffer

- Spinat, Lauch und Champignons putzen. Lauch in feine Ringe schneiden und Champignons vierteln. Zwiebel schälen und in feine Streifen schneiden.

- Sesamöl in einem Topf erhitzen. Lauch hineingeben und bei mittlerer Hitze 2 Minuten anschwitzen. Dann Spinat und Champignons dazugeben und 3 Minuten mit andünsten.

- Curry, Sojasauce und gemahlene Chili dazugeben und einige Sekunden mit anschwitzen. Brühe ebenfalls zugeben und aufkochen.

- Kokosmilch zufügen und alles 5 Minuten köcheln lassen. Mit Salz und Pfeffer abschmecken und servieren.

Nährwerte pro Portion
355 kcal • 28,3 g Fett • 9,1 g KH • 13,6 g Eiweiß

Möhrensuppe mit Mandel-Pesto

Mittag- oder Abendessen

Für 1 Portion

20 Min.

300 g Möhren (geputzt gewogen) • 40 g Zwiebel (geputzt gewogen) • 20 g Olivenöl • 400 ml Gemüsebrühe, evtl. etwas mehr • Kräutersalz • Pfeffer • 15 g Mandeln • 1 Knoblauchzehe • 1 Handvoll Basilikumblätter

- Möhren und Zwiebel schälen und kleinschneiden. In einem Topf in 1 TL Olivenöl andünsten.
- Gemüsebrühe, Kräutersalz und Pfeffer zufügen und 15 Minuten köcheln lassen.
- In der Zwischenzeit Mandeln in einer Pfanne ohne Fettzugabe 1–2 Minuten rösten, bis sie zu duften beginnen.
- Knoblauch schälen und mit Mandeln, Basilikum und übrigen Olivenöl zu einem Pesto pürieren.
- Suppe ebenfalls pürieren. Je nach gewünschter Konsistenz noch etwas Brühe zufügen. In ein Schälchen geben und mit Pesto verfeinert servieren.

Nährwerte pro Portion

352 kcal • 28,7 g Fett • 17,2 g KH • 6,3 g Eiweiß

Gemüsesticks mit Avocado-Dip

Mittag- oder Abendessen

Für 1 Portion

10 Min.

120 g Avocado-Fruchtfleisch (etwa 1 Avocado) • 5 g frisch gepresster Zitronensaft • 1 EL gehackte Petersilie • 1 Prise Cayennepfeffer • Kräutersalz • Pfeffer • 100 g Salatgurke (geputzt gewogen) • 100 g Möhren (geputzt gewogen) • 100 g rote Paprikaschote (geputzt gewogen) • 100 g Kohlrabi (geputzt gewogen)

- Avocado-Fruchtfleisch mit Zitronensaft zu einem cremigen Dip pürieren.
- Gehackte Petersilie zufügen und mit Cayennepfeffer, Kräutersalz und Pfeffer abschmecken.
- Gemüse putzen und in längliche Stifte schneiden.
- Gemüse mit dem Avocado-Dip anrichten und servieren.

Nährwerte pro Portion

365 kcal • 29,2 g Fett • 18,2 g KH • 7,2 g Eiweiß

» Möhrensuppe mit Mandel-Pesto

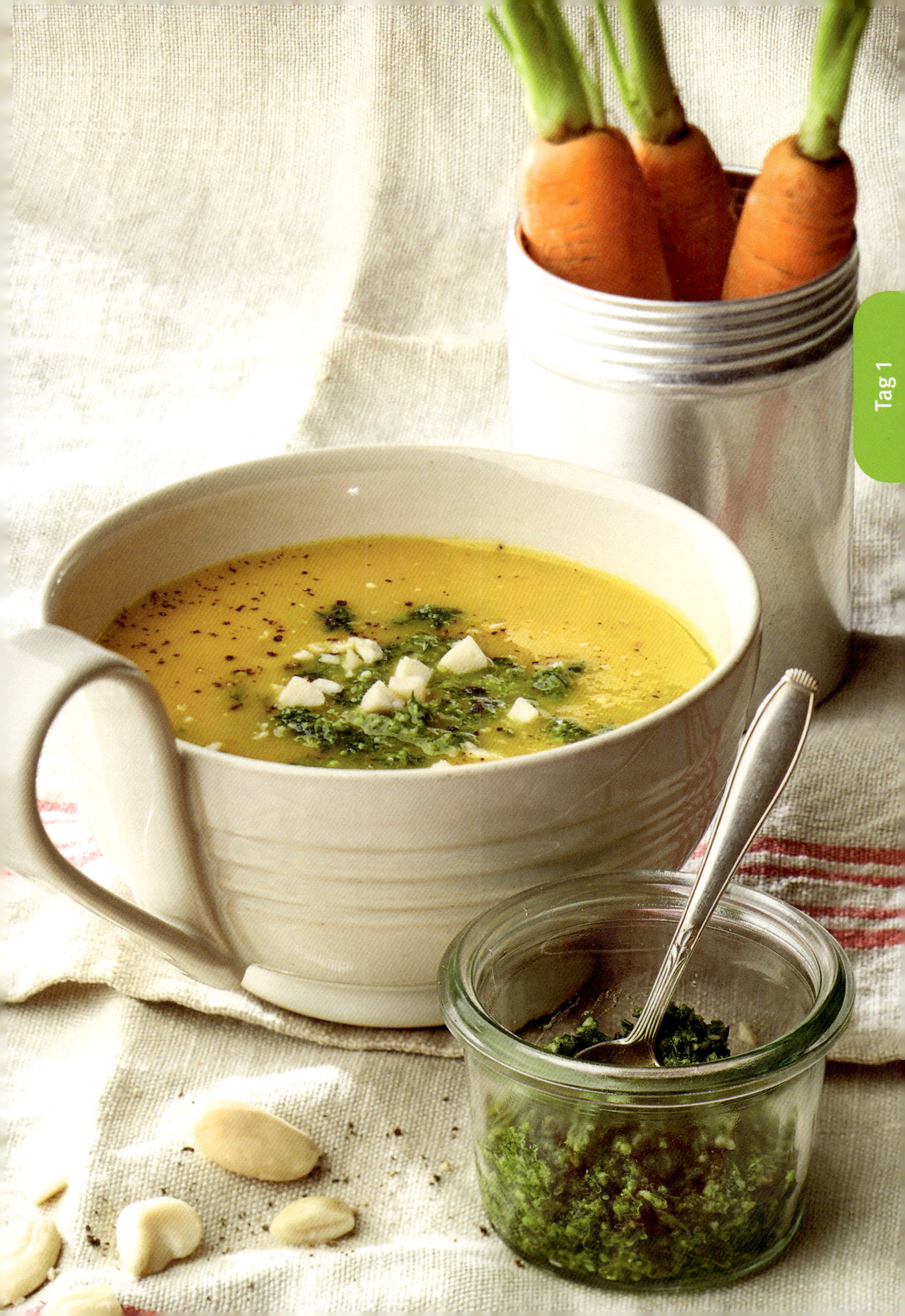

Tomaten-Paprika-Suppe

Mittag- oder Abendessen

Für 1 Portion

20 Min.

150 g rote Paprikaschote (geputzt gewogen) • 40 g Zwiebel (geputzt gewogen) • 20 g Olivenöl • 10 g Tomatenmark • 200 g passierte Tomaten • ¼ TL Chiliflocken • 30 g Kokosmilch • Kräutersalz • Pfeffer

- Paprikaschote putzen und kleinschneiden. Zwiebel schälen und ebenfalls kleinschneiden. Beides in einem Topf im heißen Olivenöl 2 Minuten andünsten.

- Tomatenmark mit in den Topf geben und kurz mitdünsten. Mit passierten Tomaten sowie 100–150 ml Wasser ablöschen. Mit Chiliflocken würzen und 10 Minuten köcheln lassen.

- Kokosmilch zufügen und alles zu einer cremigen Suppe pürieren.

- Mit Kräutersalz und Pfeffer abschmecken, in ein Schälchen geben und servieren.

Nährwerte pro Portion

349 kcal • 27,8 g Fett • 18,3 g KH • 5,3 g Eiweiß

Ofengemüse mit Tahinsauce

Mittag- oder Abendessen

Für 1 Portion

30 Min.

150 g Brokkoliröschen (geputzt gewogen) • 150 gelbe Paprikaschote (geputzt gewogen) • 150 g Kirschtomaten • 200 g Zucchini • 15 g Olivenöl • 1 Prise Ras el Hanout • 1 Knoblauchzehe • 10 g frisch gepresster Zitronensaft • 15 g Tahin (Sesampaste) • 1 Prise Cayennepfeffer

- Brokkoliröschen in 1 cm dicke Scheiben schneiden. Paprikaschote putzen und kleinschneiden. Tomaten halbieren und Zucchini schräg in dickere Scheiben schneiden.

- Alles auf ein mit Backpapier belegtes Blech geben, mit Öl beträufeln, etwas Ras el Hanout darüber geben und im Ofen bei 180 °C 20–25 Minuten backen.

- Knoblauchzehe schälen und fein hacken. Mit Zitronensaft, Tahin, Cayennepfeffer sowie 1–2 EL Wasser zu einem cremigen Dressing rühren.

- Das Gemüse aus dem Ofen nehmen, auf einen Teller geben, mit Tahinsauce beträufeln und servieren.

Nährwerte pro Portion

355 kcal • 24,4 g Fett • 18,7 g KH • 13,8 g Eiweiß

Scharfe Auberginen

Mittag- oder Abendessen

Für 1 Portion

30 Min.

300 g Auberginen (geputzt gewogen) • 30 g Zwiebel (geputzt gewogen) • 1 Knoblauchzehe • 1 große Prise Chiliflocken • 20 g Olivenöl • 10 g frisch gepresster Zitronensaft • 20 g Tahin (Sesampaste) • 40 g Kokosjoghurt • Salz • Pfeffer • 30 g frischer Spinat (geputzt gewogen)

- Backofen auf 180 °C vorheizen. Aubergine in 1 ½ cm große Würfel schneiden. Zwiebel und Knoblauch schälen und fein hacken. Chiliflocken mit Olivenöl vermengen, Zwiebel und Knoblauch daruntermischen. Mit den Auberginenwürfeln in eine Schüssel geben.

- Auf einem Backblech verteilen und im vorgeheizten Ofen 20 Minuten backen.

- Für das Dressing Zitronensaft mit Tahin, Joghurt, 1 EL Wasser sowie etwas Salz und Pfeffer verrühren.

- Die Auberginen aus dem Ofen nehmen und auf einen Teller geben. Den Spinat darüber geben, mit Dressing beträufeln und servieren.

Nährwerte pro Portion

362 kcal • 30 g Fett • 15,1 g KH • 7,8 g Eiweiß

Kokosjoghurt mit Zimt-Äpfeln

Mittag- oder Abendessen

Für 1 Portion

10 Min.

80 g Apfel (geputzt gewogen) • 10 g Kokosöl (oder Olivenöl) • 10 g gehobelte Mandeln • 1 Prise Zimt • 150 g Kokosjoghurt • 10 g Mandelmus

- Apfel putzen und klein würfeln. Mit Kokosöl, Mandeln und Zimt in eine Pfanne geben und 2–3 Minuten andünsten.

- Kokosjoghurt in eine Schüssel geben und mit Mandelmus verrühren.

- Apfel-Zimt-Topping darauf verteilen und servieren.

Tipp Kokosjoghurt verschiedener Hersteller kann vor allem im Kohlenhydratgehalt um einige Gramm abweichen. Wählen Sie eine Sorte, die pro 100 g unter 7 g Kohlenhydrate liefert. Achten Sie außerdem darauf, dass kein Zucker zugesetzt ist.

Nährwerte pro Portion

351 kcal • 27,8 g Fett • 20,1 g KH • 5,2 g Eiweiß

Matcha-Smoothie-Schale

Frühstück
Für 1 Portion
5 Min.

100 g Baby-Spinat (geputzt gewogen) • 100 g Heidelbeeren (geputzt gewogen) • 125 ml Mandeldrink • 20 g Mandelmus • ½ TL Matcha-Teepulver • 15 g geschrotete Leinsamen

- Spinat und Heidelbeeren mit Mandeldrink, Mandelmus und Matcha-Pulver pürieren.

- In ein Schälchen geben, mit Leinsamen toppen und servieren.

Nährwerte pro Portion
256 kcal • 18,7 g Fett • 9 g KH • 11,6 g Eiweiß

Kokosjoghurt mit Beeren-Pekan-Topping

Frühstück
Für 1 Portion
5 Min.

10 g Pekannüsse • 150 g Kokosjoghurt • 10 g Mandelmus • 150 g gemischte Beeren

- Pekannüsse grob hacken. Kokosjoghurt mit Mandelmus in ein Schälchen geben und verrühren.

- Zum Servieren den Kokosjoghurt mit den Beeren sowie den gehackten Pekannüssen toppen.

Nährwerte pro Portion
233 kcal • 14,6 g Fett • 8,3 g KH • 4,2 g Eiweiß

» Kokosjoghurt mit Beeren-Pekan-Topping

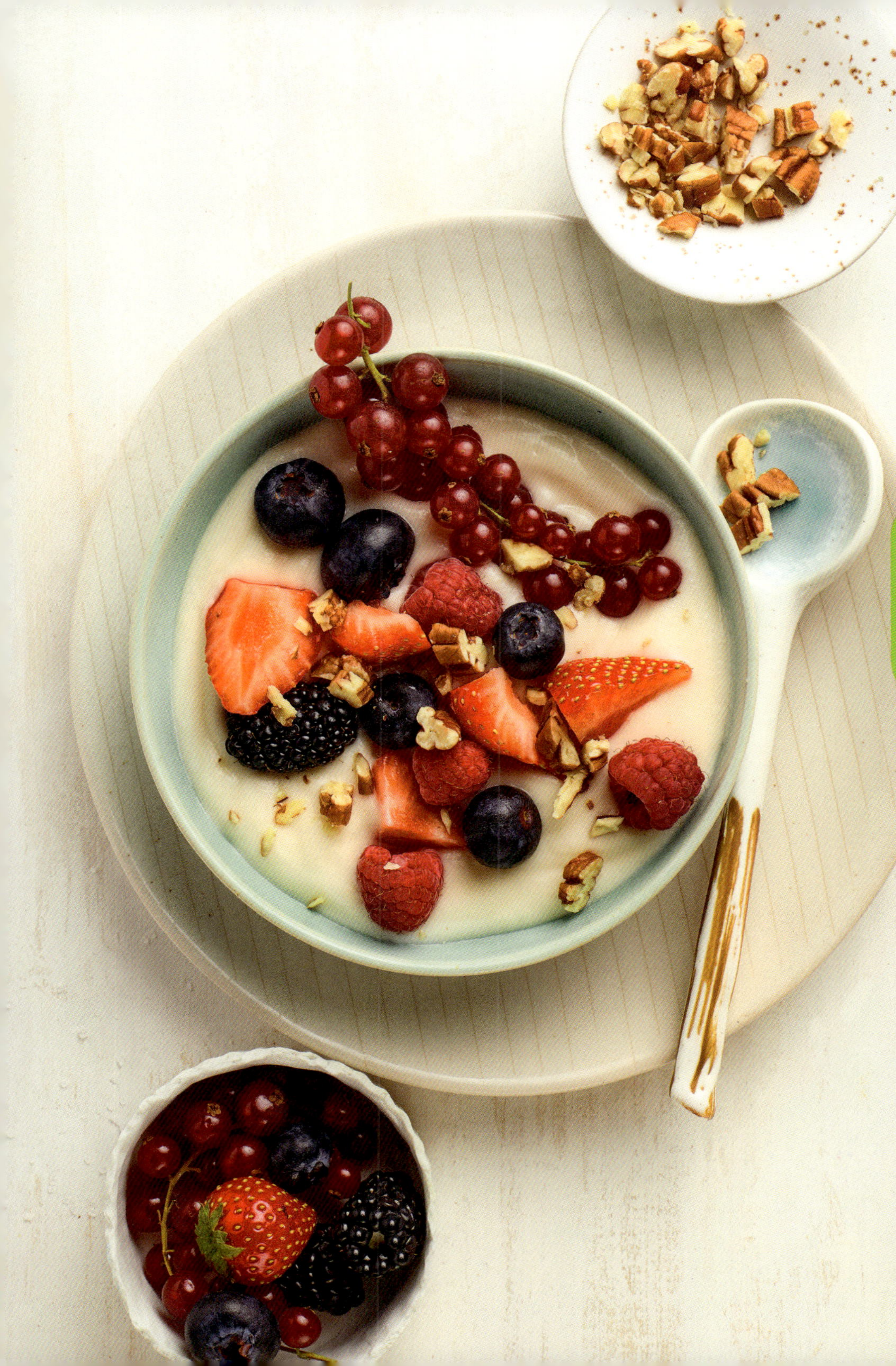

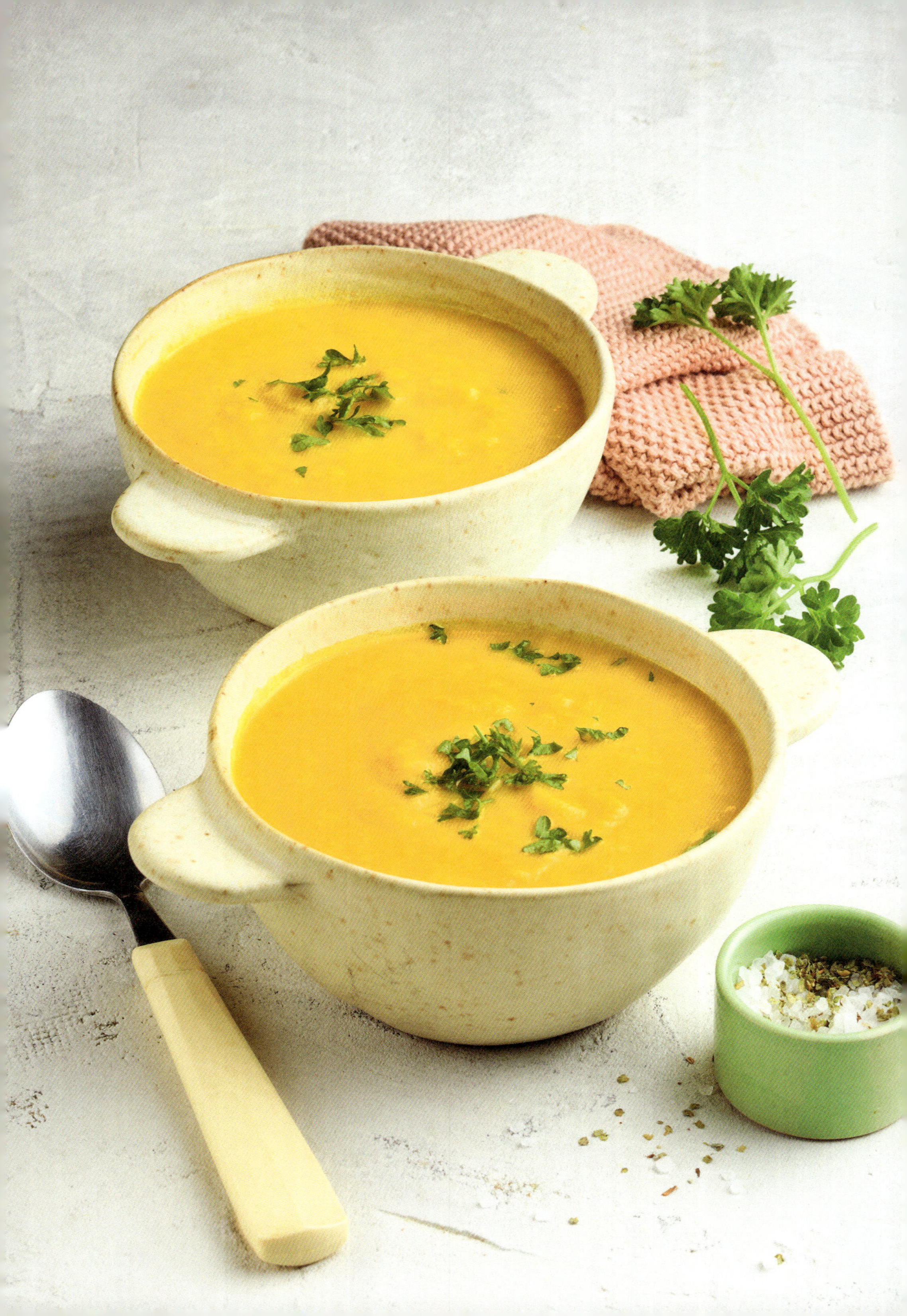

Gedünsteter Brokkoli mit Zitronendip

Mittag- oder Abendessen
Für 1 Portion
15 Min.

300 g Brokkoliröschen (geputzt gewogen) • 1 Handvoll Minzeblättchen • Saft und abgeriebene Schale von ½ Bio-Zitrone • 100 g Kokosjoghurt • Salz • Pfeffer • 20 g Hanfsamen

- Brokkoliröschen in einem Topf in wenig Wasser 8–10 Minuten dünsten.
- Minzeblättchen hacken. Zitronensaft, abgeriebene Zitronenschale und Minzeblättchen mit Kokosjoghurt verrühren und mit Salz und Pfeffer abschmecken.
- Brokkoli mit Zitronendip auf einem Teller anrichten.
- Vor dem Servieren mit Hanfsamen und Walnüssen bestreuen.

Nährwerte pro Portion
253 kcal • 12,7 g Fett • 16,7 g KH • 6,4 g Eiweiß

« Meal-Prep Fasten-Gemüsesuppe

Meal-Prep Fasten-Gemüsesuppe

Mittag- oder Abendessen
Für 2 Portionen
20 Min.

1 kg Suppengrün (Bund aus Möhre, Lauch, Petersilienwurzel, Sellerie und Petersilie; geputzt gewogen) • 30 g Olivenöl • 1,2 l Gemüsebrühe • 1 Prise gemahlene Kurkuma • Kräutersalz • Pfeffer

- Suppengrün putzen und klein schneiden. In einem Topf im heißen Olivenöl einige Minuten anschwitzen.
- Gemüsebrühe zufügen, mit Kurkuma, Kräutersalz und Pfeffer würzen. Alles 15 Minuten kochen lassen.
- Suppe fein pürieren und zum Servieren in Schälchen geben.

Tipp Tun Sie Ihrer Gesundheit etwas Gutes und greifen Sie zu Olivenöl der Qualität »nativ etxra«. Durch die schonende Pressung ohne Erhitzen bleiben gesunde Inhaltsstoffe wie Polyphenole sowie ungesättigte Fettsäuren weitgehend erhalten.

Nährwerte pro Portion
250 kcal • 16 g Fett • 18 g KH • 7,5 g Eiweiß

Brokkolisuppe mit Haselnuss-Dukkah

Mittag- oder Abendessen
Für 2 Portionen
20 Min.

500 g Brokkoli (geputzt gewogen) • 80 g Zwiebel (geputzt gewogen) • 1 Knoblauchzehe • 1 EL Olivenöl • 1 l Gemüsebrühe (oder Wasser) • geriebene Muskatnuss • Salz • Pfeffer • 20 g Haselnusskerne • 20 g Sesam • 1 Prise gemahlener Kreuzkümmel • ½ TL Paprikapulver

- Brokkoli in Röschen teilen, Strunk schälen und klein schneiden. Zwiebel und Knoblauch schälen und klein schneiden. In Olivenöl 5 Minuten dünsten.
- Gemüsebrühe zufügen, mit etwas Muskat, Salz und Pfeffer würzen.
- Für das Dukkah-Topping Haselnüsse klein hacken und mit Sesam in einer Pfanne 2 Minuten ohne Fett rösten.
- Herausnehmen und mit Kreuzkümmel, Paprikapulver sowie je 1 Prise Salz und Pfeffer verrühren.
- Suppe cremig pürieren. In 2 Schälchen geben, mit Dukkah bestreut servieren.

Nährwerte pro Portion
233 kcal • 16,7 g Fett • 8,8 g KH • 11,4 g Eiweiß

Coleslaw mit Kokosdressing

Mittag- oder Abendessen
Für 1 Portion
15 Min.

150 g Rotkohl, Weißkohl oder Spitzkohl (geputzt gewogen) • 100 g Möhren (geputzt gewogen) • 25 g Rote Bete (geputzt gewogen) • 50 g Zucchini • 20 g Zwiebel (geputzt gewogen) • 80 g Kokosjoghurt • 5 g scharfer Senf • 5 g heller Balsamicoessig • 5 g Olivenöl • Kräutersalz • Pfeffer • 10 g Hanfsamen • 1 EL Minzeblättchen

- Gemüse putzen und in feine Streifen schneiden oder raspeln. Zwiebel schälen und fein hacken.
- Kokosjoghurt mit Senf, Balsamico, Olivenöl sowie etwas Kräutersalz und Pfeffer verrühren.
- Dressing mit den übrigen Zutaten gut vermengen. In ein Schälchen geben und servieren.

Nährwerte pro Portion
248 kcal • 14,6 g Fett • 19,6 g KH • 8,1 g Eiweiß

» Coleslaw mit Kokosdressing

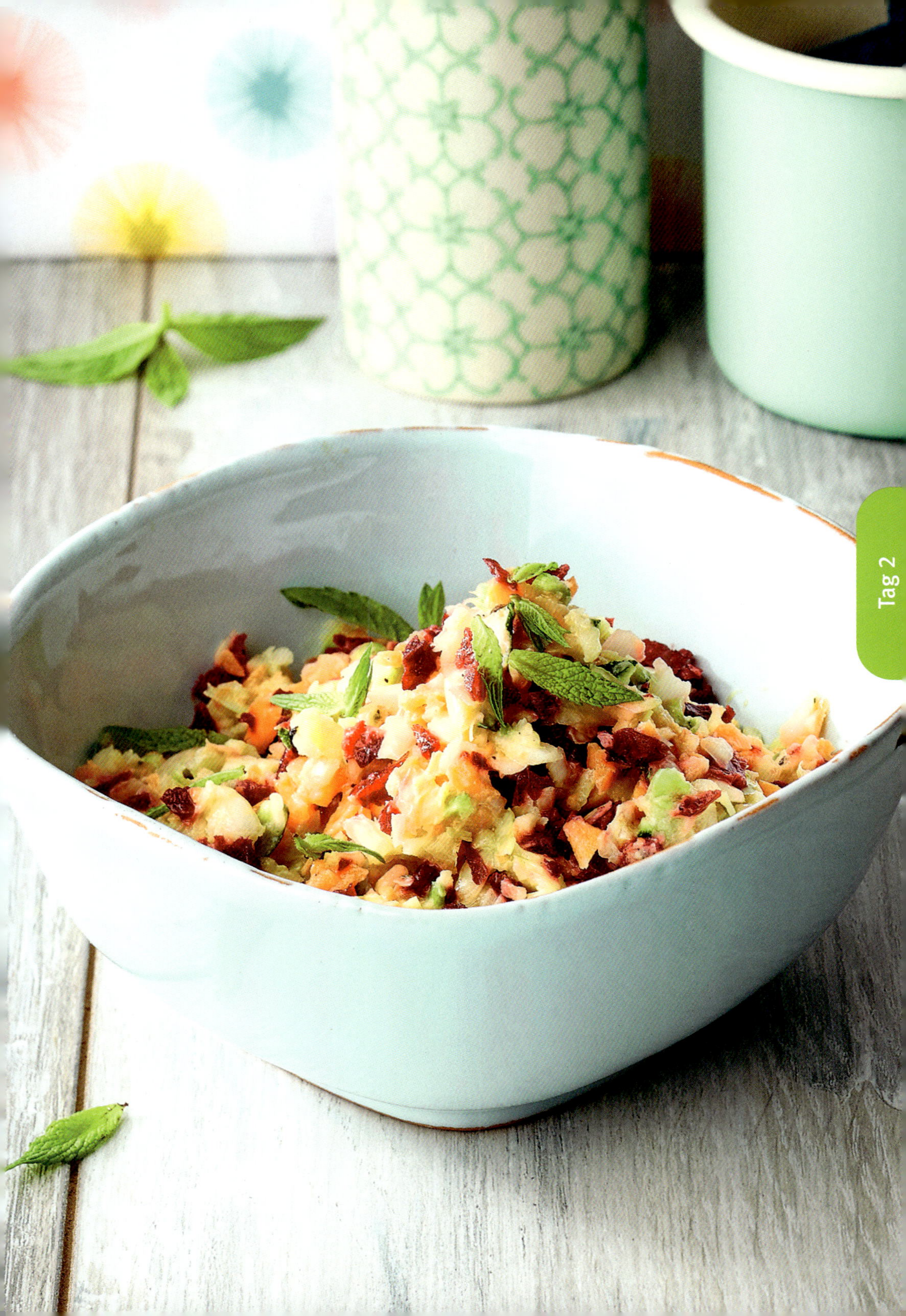

Möhren-Curry

Mittag und Abendessen
Für 1 Portion
20 Min.

200 g Möhren (geputzt gewogen) • 30 g Zwiebel (geputzt gewogen) • 5 g Olivenöl • 1 TL Curry • 100 g Blumenkohlröschen (frisch oder TK; geputzt gewogen) • 150 ml Gemüsebrühe • 80 ml Kokosmilch • Kräutersalz • 2 EL gehackte Petersilie • 15 g Sonnenblumenkerne

- Möhren putzen und in ca. 1 cm dicke Scheiben schneiden. Zwiebel schälen und fein würfeln.
- Öl in einer Pfanne erhitzen und Zwiebel darin 2 Minuten anschwitzen. Curry zufügen und alle kurz mitdünsten.
- Möhren und Blumenkohlröschen zufügen, alles mit der Gemüsebrühe ablöschen und 10 Minuten köcheln lassen.
- Die Kokosmilch zufügen und aufkochen lassen.
- Mit Kräutersalz abschmecken. Petersilie mit den Sonnenblumenkernen unter das Curry heben und servieren.

Nährwerte pro Portion
225 kcal • 13,4 g Fett • 16,8 g KH • 8,3 g Eiweiß

Spinatsalat mit Heidelbeeren und Mandeln

Mittag- oder Abendessen
Für 1 Portion
10 Min.

100 g Baby-Spinat (geputzt gewogen) • 100 grüner Pflücksalat (geputzt gewogen) • 100 g Heidelbeeren • 5 g Olivenöl • 5 g heller Balsamicoessig • Salz • Pfeffer • 25 g Mandeln

- Spinat und grünen Pflücksalat putzen und mit Heidelbeeren in eine Schüssel geben.
- Olivenöl mit Balsamico, Salz und Pfeffer verrühren.
- Dressing und Mandeln über den Salat geben und servieren.

Nährwerte pro Portion
256 kcal • 19,7 g Fett • 9,6 g KH • 9,7 g Eiweiß

Rohkostplatte mit Kräuterdip

Mittag- oder Abendessen
Für 1 Portion
10 Min.

100 g Kokosjoghurt • 1 Prise Kräutersalz • 1 EL gehackte Kräuter (z. B. Petersilie) • 100 g Salatgurke (geputzt gewogen) • 50 g Stangensellerie (geputzt gewogen) • 50 g Möhre (geputzt gewogen) • 50 g gelbe Paprikaschote (geputzt gewogen) • 50 g Kirschtomaten • 15 g Mandeln

- Kokosjoghurt mit Kräutersalz und gehackten Kräutern verrühren.

- Gemüse putzen. Gurke, Sellerie, Möhre und Paprikaschote in Streifen schneiden.

- Gemüse zusammen mit Kräuterdip und Mandeln auf einem Teller anrichten und servieren.

Nährwerte pro Portion
244 kcal • 13,7 g Fett • 21,7 g KH • 7,5 g Eiweiß

Avocado-Tomaten-Caprese mit Basilikum

Mittag- oder Abendessen
Für 1 Portion
10 Min.

60 g Avocado-Fruchtfleisch (etwa ½ Avocado) • 200 g Tomaten • 1 Frühlingszwiebel • 5 g Pinienkerne • 5 g weißer Balsamicoessig • 5 g Olivenöl • Salz • Pfeffer • 1 Handvoll Basilikumblättchen

- Avocado-Fruchtfleisch in Scheiben schneiden. Tomaten und Frühlingszwiebel putzen, Tomaten in Scheiben und Frühlingszwiebel in Ringe schneiden.

- Avocado, Frühlingszwiebeln und Tomaten auf einem Teller verteilen.

- Pinienkerne in einer Pfanne ohne Fett 1–2 Minuten anrösten, bis sie zu duften beginnen.

- Balsamico mit Öl sowie etwas Salz und Pfeffer verrühren und mit den Pinienkernen über den Salat geben.

- Mit den Basilikumblättchen bestreuen und servieren.

Nährwerte pro Portion
239 kcal • 22,1 g Fett • 5,8 g KH • 4,3 g Eiweiß

Obstsalat

Frühstück
Für 1 Portion
5 Min.

50 g Apfel (geputzt gewogen) • 150 g Papaya (geputzt gewogen) • 50 g Himbeeren • 50 g Brombeeren • 5 g frisch gepresster Zitronensaft • 30 g gehackte Mandeln

- Apfel und Papaya in Stücke schneiden. Zusammen mit den Beeren in ein Schälchen geben.

- Zitronensaft zufügen und alles gut vermengen.

- Gehackte Mandeln darüberstreuen und servieren.

Nährwerte pro Portion
253 kcal • 17,2 g Fett • 15,2 g KH • 7,8 g Eiweiß

Omega-3-Pudding mit Leinöl

Frühstück
Für 1 Portion
10 Min. plus Quellzeit über Nacht

15 g Chiasamen • 1 Msp. gemahlene Vanille • 100 ml Mandeldrink • 100 g Papaya-Fruchtfleisch (ca. ½ Papaya; geputzt gewogen) • 10 g Walnusskerne • 5 g Leinöl

- Chiasamen mit Vanille und Mandeldrink in ein Schraubglas geben, Glas gut schließen und kräftig schütteln. Am besten über Nacht (12 Stunden) im Kühlschrank quellen lassen.

- Papaya würfeln, Walnüsse grob hacken.

- Leinöl unter den Chia-Pudding rühren, mit Papaya und Walnüssen toppen und servieren.

Nährwerte pro Portion
232 kcal • 20,9 g Fett • 4,8 g KH • 6,6 g Eiweiß

» Obstsalat

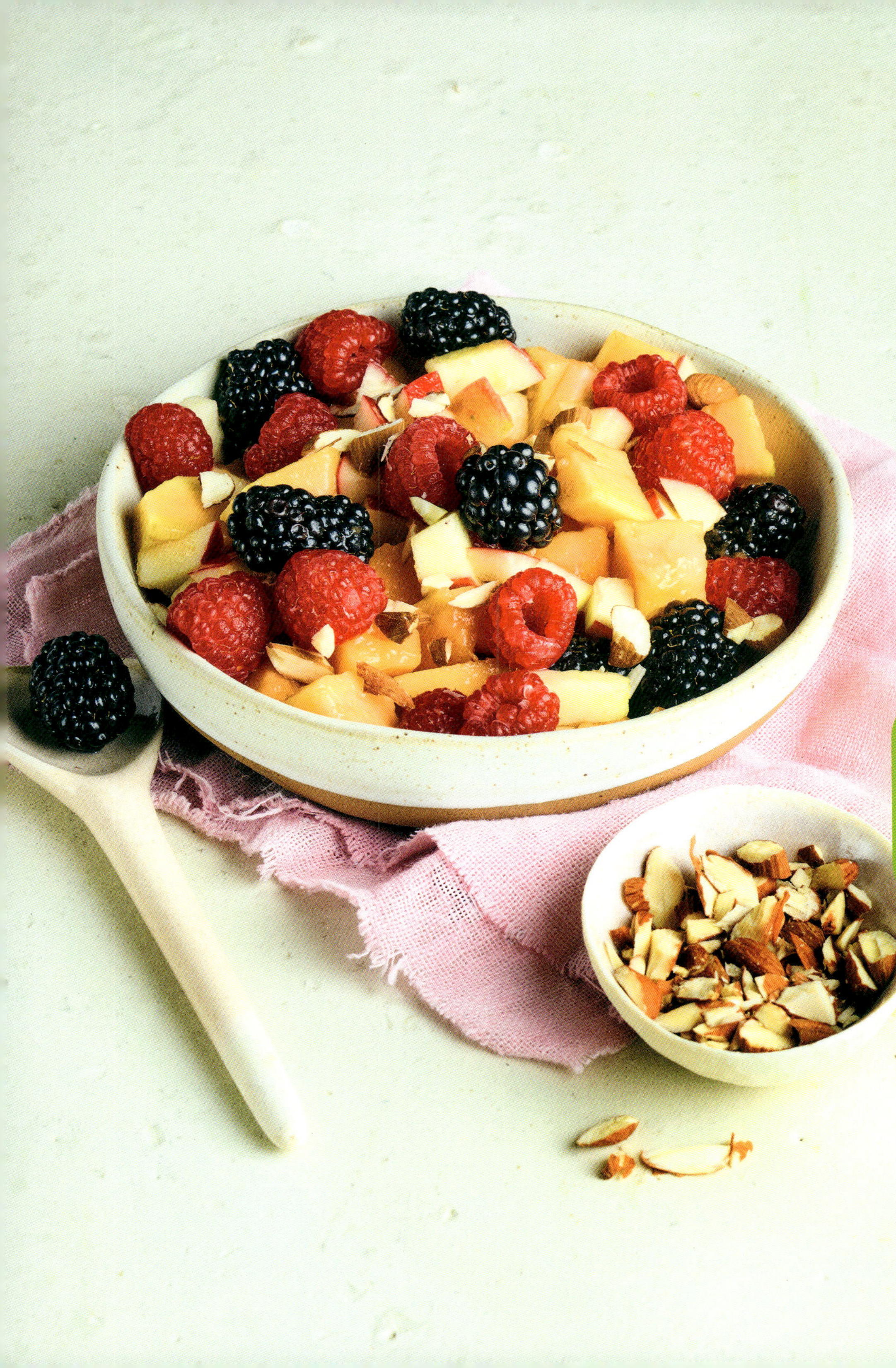

Schoko-Avocado-Smoothie

Frühstück
Für 1 Portion
5 Min.

60 g Avocado-Fruchtfleisch (etwa ½ Avocado) • 10 g Mandelmus • 150 ml Mandeldrink • 1 Prise gemahlene Vanille • 5 g ungesüßtes Kakaopulver

- Avocado-Fruchtfleisch mit Mandelmus, Mandeldrink, Vanille und Kakaopulver in ein hohes Gefäß oder einen Standmixer geben und cremig mixen.

- Nach Belieben noch 50–100 ml kaltes Wasser zufügen und erneut mixen.

- Smoothie in ein Glas füllen, mit 1 Prise Kakaopulver bestäuben und servieren.

Nährwerte pro Portion
237 kcal • 23,5 g Fett • 1,3 g KH • 5,3 g Eiweiß

Apfel-Ingwer-Smoothie

Frühstück
Für 1 Portion
5 Min.

100 Apfel (geputzt gewogen) • 4 Minzestängel • frisch gepresster Saft ½ Zitrone • 30 g Baby-Spinat (geputzt gewogen) • 1 TL gehackter Ingwer • 10 g Leinöl • 15 g Mandeln

- Apfel kleinschneiden. Minzeblätter von den Stielen zupfen.

- Apfel, Minze, Zitronensaft, Spinat, Ingwer, Leinöl und 100 ml kaltes Wasser in ein hohes Gefäß oder einen Standmixer geben und cremig mixen.

- Smoothie in ein Glas füllen. Die Mandeln dazu reichen und knabbern.

Nährwerte pro Portion
250 kcal • 18,6 g Fett • 16,2 g KH • 4 g Eiweiß

Möhrensalat mit Matcha-Dressing

Mittag- oder Abendessen
Für 1 Portion
15 Min.

Saft von ½ Limette • ½ TL Matcha-Pulver • 5 g Leinöl • Salz • Pfeffer • 300 g Möhren (geputzt gewogen) • 1 Frühlingszwiebel • ½ Kästchen Kresse • 20 g Cashewkerne

- Limettensaft mit Matcha-Pulver und Leinöl sowie wenig Salz und Pfeffer verrühren.
- Möhren putzen und längs in dünne Scheiben schneiden oder hobeln.
- Frühlingszwiebel putzen und in feine Ringe schneiden. Kresse abschneiden. Cashewkerne grob hacken.
- Möhren und Cashewkerne mit dem Dressing in einem Schälchen anrichten.
- Mit Kresse bestreuen, mit Matcha-Dressing beträufeln und servieren.

Nährwerte pro Portion
238 kcal • 15,2 g Fett • 19 g KH • 5,9 g Eiweiß

Zucchini-Minz-Suppe

Mittag- oder Abendessen
Für 2 Portionen
25 Min.

500 g Zucchini • 40 g Zwiebel (geputzt gewogen) • 1 Knoblauchzehe • 10 g Olivenöl • 180 ml Kokosmilch • 1 Handvoll Minze • Kräutersalz • Pfeffer • 1 TL frisch gepresster Zitronensaft

- Zucchini putzen und in grobe Stücke schneiden. Zwiebel und Knoblauch schälen und fein würfeln.
- Öl in einem Topf erhitzen und das Gemüse darin 2 Minuten anschwitzen. 300 ml Wasser zufügen und alles 15 Minuten kochen lassen.
- Kokosmilch hineingeben und aufkochen lassen. Minzeblätter ebenfalls zufügen und alles fein cremig pürieren.
- Suppe mit Kräutersalz, Pfeffer und Zitronensaft abschmecken. Die Suppe in 2 Schalen geben und servieren.

Nährwerte pro Portion
242 kcal • 20,6 g Fett • 8,1 g KH • 5,6 g Eiweiß

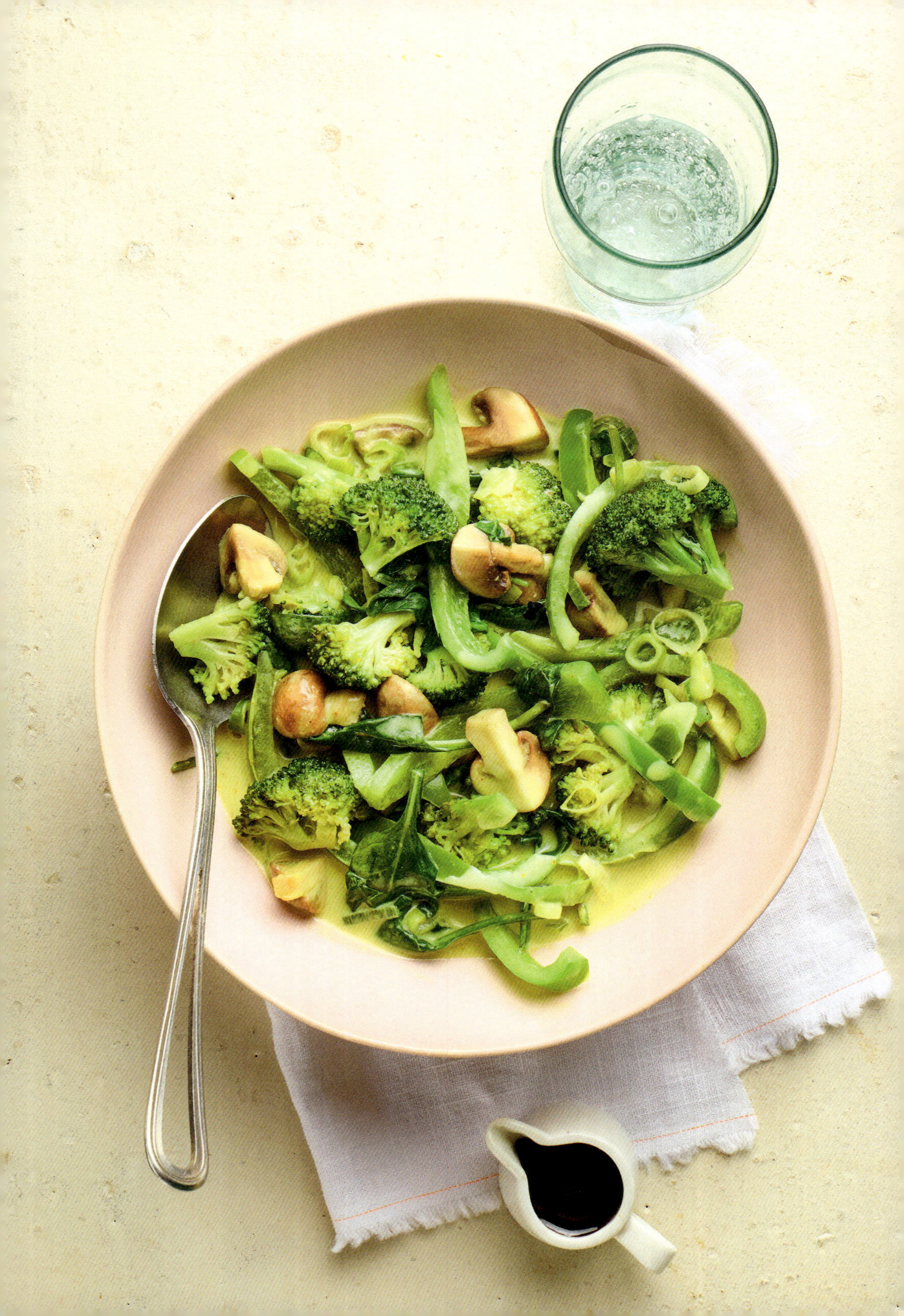

Grüne Gemüsesuppe

Mittag- oder Abendessen
Für 1 Portion
25 Min.

20 g Zwiebel (geputzt gewogen) • 1 Knoblauchzehe • 5 g Olivenöl • 125 g Brokkoli (TK oder frisch; geputzt gewogen) • 100 g Zucchini • 100 g Baby-Spinat (geputzt gewogen) • 50 g TK-Erbsen • Kräutersalz • Pfeffer • 50 ml Kokosmilch • 1 Prise Chiliflocken • 5 g schwarzer Sesam

- Zwiebel und Knoblauch schälen und fein würfeln. Beides in einem Topf im Olivenöl 2 Minuten andünsten.

- Zucchini putzen und kleinschneiden, Baby-Spinat putzen und beides mit Erbsen und so viel Wasser in den Topf, dass das Gemüse gerade bedeckt ist. Mit etwas Kräutersalz und Pfeffer würzen und alles 15 Minuten köcheln lassen.

- Kokosmilch zufügen, die Suppe cremig pürieren und mit Kräutersalz und Pfeffer abschmecken.

- Die Suppe in ein Schälchen geben. Mit Chilifllocken und schwarzem Sesam bestreuen und servieren.

Nährwerte pro Portion
250 kcal • 14,7 g Fett • 14,3 KH • 13,3 g Eiweiß

« Grünes Curry

Grünes Curry

Mittag- oder Abendessen
Für 1 Portion
20 Min.

80 g Brokkoliröschen (geputzt gewogen) • 80 g Champignons (geputzt gewogen) • 140 g grüne Paprikaschote (geputzt gewogen) • 1 Frühlingszwiebel • 1 Knoblauchzehe • 5 g Sesam- oder Kokosöl • 1 TL Curry • 1 TL geriebener Ingwer • 100 ml Kokosmilch • 30 g Baby-Spinat (geputzt gewogen) • 5 g Sojasauce

- Brokkoli und Champignons putzen und klein schneiden. Paprika putzen und in Streifen schneiden. Frühlingszwiebel putzen und in Ringe schneiden, Knoblauch schälen und fein hacken.

- Alles in einer Pfanne im heißen Sesam- oder Kokosöl 2–3 Minuten dünsten.

- Curry und Ingwer zufügen und kurz mitdünsten.

- Dann Kokosmilch zufügen und alles 8 Minuten köcheln lassen. Baby-Spinat zufügen und etwas zusammenfallen lassen.

- Das Grüne Curry mit Sojasauce abschmecken. Und in einem Schälchen servieren.

Nährwerte pro Portion
251 kcal • 20,4 g Fett • 8,2 g KH • 8,4 g Eiweiß

Römersalat mit gebratenen Pilzen

Mittag- oder Abendessen
Für 1 Portion
15 Min.

200 g Römersalat (geputzt gewogen) • 1 Frühlingszwiebel • 10 g Olivenöl • 1 TL frisch gepresster Zitronensaft • Salz • Pfeffer • 1 EL Haselnusskerne • 50 g Apfel (geputzt gewogen) • 150 g Champignons (geputzt gewogen)

- Salat putzen und die Blätter klein schneiden.
- Für das Dressing Frühlingszwiebel putzen und in feine Ringe schneiden. Mit 5 g Olivenöl und Zitronensaft verrühren und mit Salz und Pfeffer abschmecken.
- Haselnüsse grob hacken und in einer Pfanne ohne Fett 1 Minute goldbraun rösten, bis sie zu duften beginnen. Apfel putzen und in feine Spalten schneiden. Pilze im übrigen Olivenöl goldbraun braten.
- Salat mit Äpfeln, Haselnüssen und Dressing vermengen. Pilze darauf anrichten und servieren.

Nährwerte pro Portion
229 kcal • 17,1 g Fett • 10 • 8 g KH • 8 g Eiweiß

Minestrone

Mittag- oder Abendessen
Für 2 Portionen
20 Min.

100 g Zucchini • 150 g rote Spitzpaprika (geputzt gewogen) • 100 g Möhre (geputzt gewogen) • 40 g Zwiebel (geputzt gewogen) • 25 g Olivenöl • 1 Dose passierte oder stückige Tomaten • 200 ml Gemüsebrühe • 150 g grüne Bohnen (TK) • 1 Prise Chiliflocken • Kräutersalz • Pfeffer • 1 EL gehackte Petersilie

- Zucchini, Paprika und Möhre putzen und klein schneiden. Zwiebel schälen und fein hacken.
- Alles in einem Topf im Olivenöl 2 Minuten andünsten.
- Tomaten, Gemüsebrühe und grüne Bohnen zufügen. Mit Chiliflocken und etwas Kräutersalz und Pfeffer würzen.
- Alles 15 Minuten köcheln lassen. Die Suppe in Schälchen anrichten und mit Petersilie bestreut und servieren.

Nährwerte pro Portion
224 kcal • 14,3 g Fett • 16,2 g KH • 6,4 g Eiweiß

» Römersalat mit gebratenen Pilzen

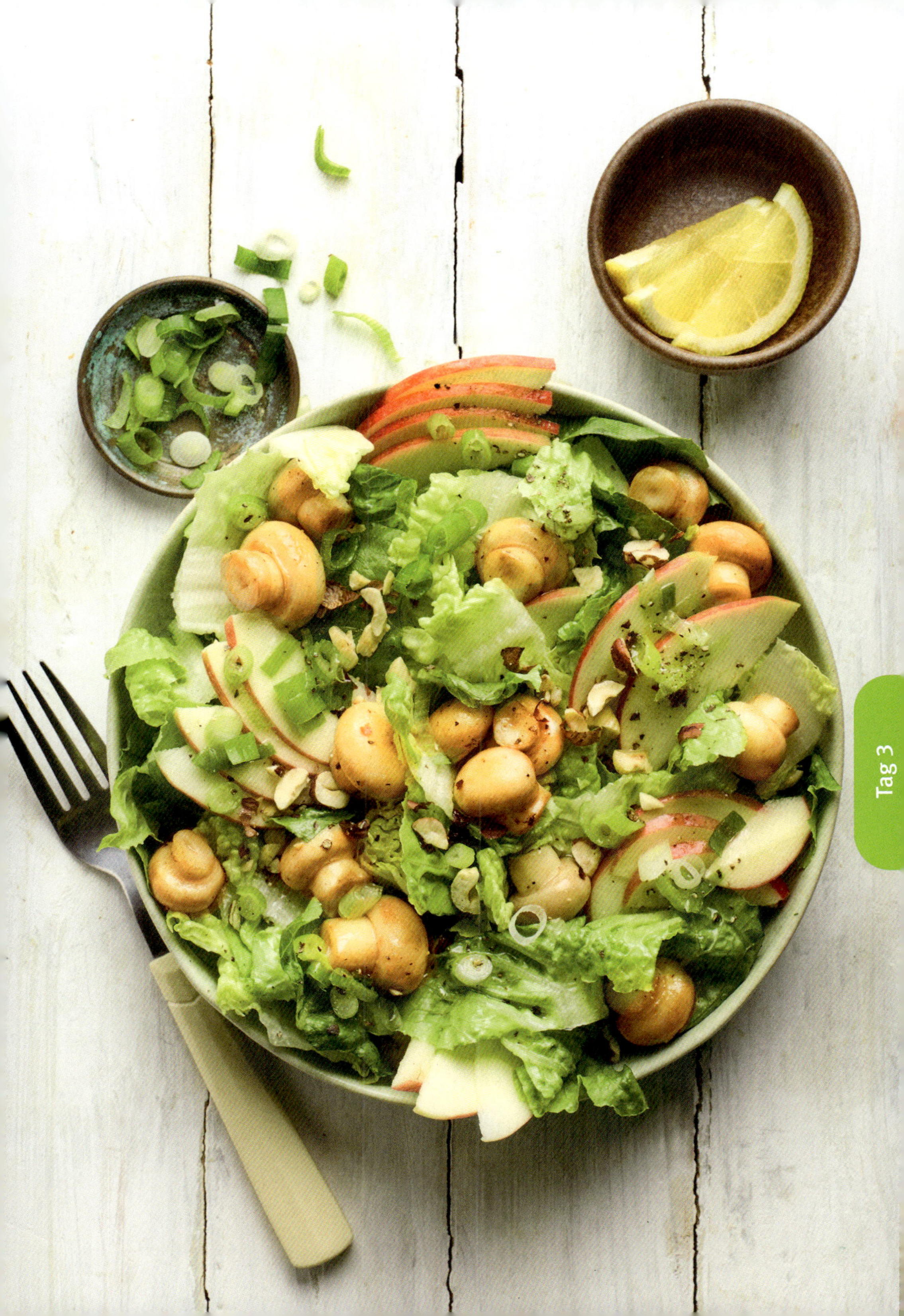

Grüne Smoothie-Bowl

Frühstück
Für 1 Portion
10 Min.

50 g Apfel (geputzt gewogen) • 80 g Blattspinat (geputzt gewogen) • 100 ml Mandeldrink • 20 g geschrotete Leinsamen • 120 g Grapefruit (geputzt gewogen) • 5 g Kokosflocken

- Apfel und Spinat putzen. Apfel grob würfeln, mit Spinat, Mandeldrink und 10 g Leinsamen in ein hohes Gefäß geben und pürieren. Je nach gewünschter Konsistenz noch ein wenig Wasser zufügen. In ein Schälchen füllen.

- Grapefruit schälen und in Scheiben schneiden.

- Grapefruitscheiben, übrigen Leinsamen und Kokosflocken auf der Bowl anrichten und servieren.

Nährwerte pro Portion
241 kcal • 15,2 g Fett • 17,7 g KH • 9,2 g Eiweiß

Heidelbeer-Chia-Smoothie

Frühstück
Für 1 Portion
5 Min.

150 g Heidelbeeren (TK oder frisch) • 20 g Chiasamen • 100 g Mandeldrink • 100 g Kokosjoghurt

- Einfach alle Zutaten in ein hohes Gefäß oder einen Mixer geben und cremig mixen.

- In ein Glas füllen und genießen.

Tipp Heidelbeeren zählen ähnlich wie Himbeeren zu den Topstars unter den zuckerarmen Früchten. Sie beeinflussen kaum den Blutzuckerspiegel und sättigen durch ihren hohen Ballaststoffgehalt erstaunlich langanhaltend.

Nährwerte pro Portion
222 kcal • 13,2 Fett • 15,4 g KH • 6,3 g Eiweiß

» Heidelbeer-Chia-Smoothie

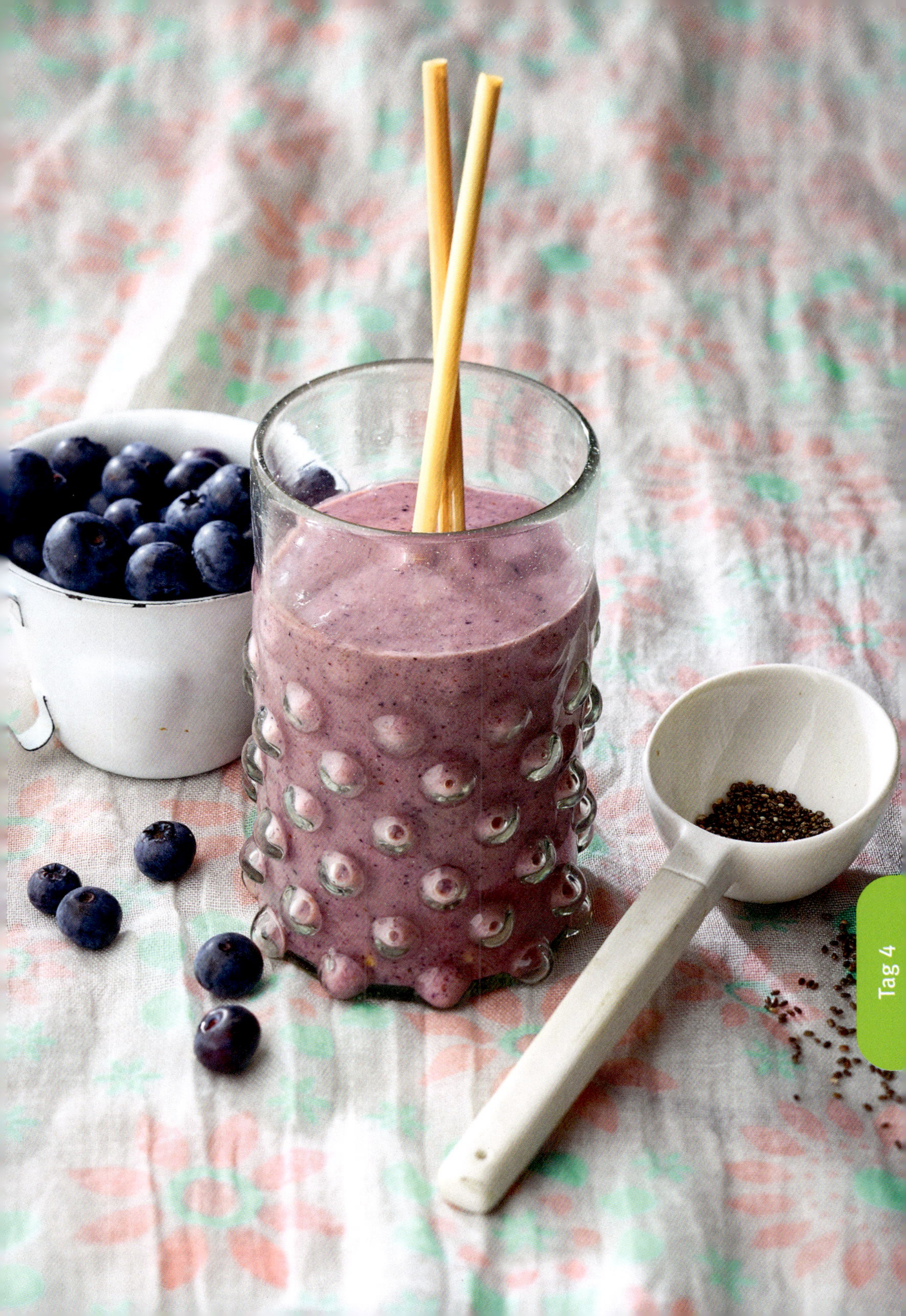

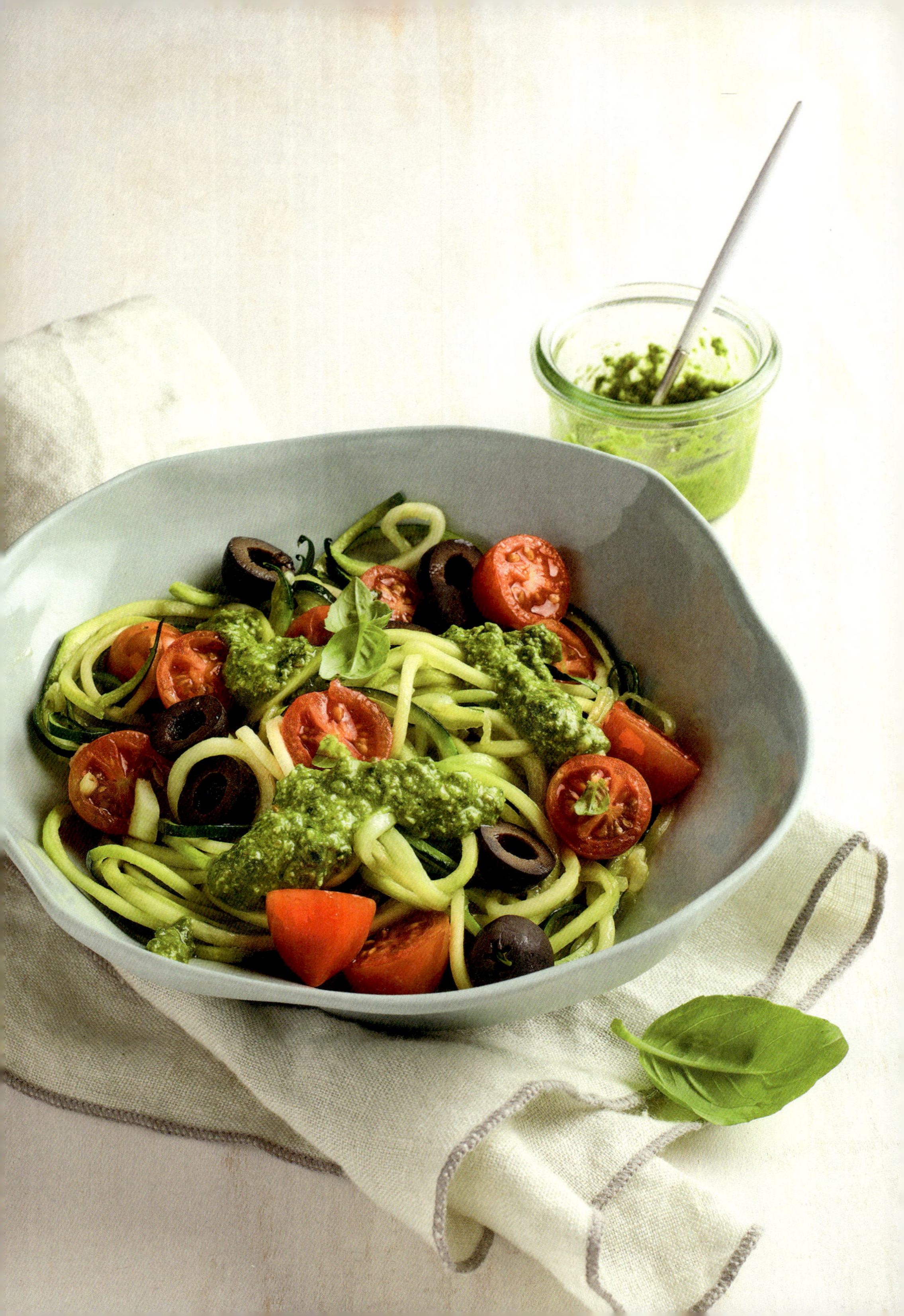

Blumenkohlsuppe mit Nuss-Crunch

Mittag- oder Abendessen
Für 2 Portionen
25 Min.

15 g Haselnusskerne • 1 Prise Paprikapulver • 500 g Blumenkohl (geputzt gewogen) • 40 g Zwiebel (geputzt gewogen) • 1 Knoblauchzehe • 30 g Petersilienwurzel (geputzt gewogen; alternativ 30 g mehr Blumenkohl) • 10 g Olivenöl • 1 l Gemüsebrühe • 100 ml Kokosmilch • geriebene Muskatnuss • Salz • Pfeffer

- Nüsse hacken und in einer Pfanne ohne Fett 2 Minuten rösten. Paprikapulver zugeben, 1 Minute weiter rösten. Herausnehmen.

- Blumenkohl in Röschen teilen. Zwiebel, Knoblauch und Petersilienwurzel schälen und klein schneiden. Alles im heißen Olivenöl kurz dünsten.

- Gemüsebrühe und Kokosmilch sowie etwas Muskat, Salz und Pfeffer zugeben und alles 15 Minuten köcheln lassen.

- Die Suppe cremig pürieren. Mit Nuss-Crunch bestreut servieren.

Nährwerte pro Portion
249 kcal • 19,9 g Fett • 9 g KH • 8,3 g Eiweiß

« Zoodles mit Kirschtomaten und Pesto

Zoodles mit Kirschtomaten und Pesto

Mittag- oder Abendessen
Für 1 Portion
20 Min.

70 g Kirschtomaten • 1 Knoblauchzehe • 200 g Zucchini • 10 g Olivenöl • 1 Handvoll Basilikum • 10 g Walnusskerne • Kräutersalz • 10 g schwarze Oliven ohne Stein

- Tomaten halbieren. Knoblauch schälen und fein hacken. Zucchini putzen und mit einem Spiralschneider (oder Sparschäler) in dünne Streifen schneiden.

- In einer Pfanne 5 g Olivenöl erhitzen und Knoblauch und Zucchinispiralen darin 3 Minuten andünsten. Tomaten zufügen und alles 1 weitere Minute dünsten.

- In der Zwischenzeit das übrige Olivenöl mit Basilikum und Walnüssen pürieren. Je nach Konsistenz einige Tropfen Wasser zufügen. Mit Kräutersalz abschmecken. Oliven halbieren.

- Die Zoodles mit Oliven und Tomaten auf einen Teller geben, mit dem Pesto beträufeln und servieren.

Nährwerte pro Portion
246 kcal • 20,7 g Fett • 8,9 g KH • 5,8 g Eiweiß

Tomatensalat

Mittag- oder Abendessen
Für 1 Portion
10 Min.

40 g Zwiebeln (geputzt gewogen) • 300 g Tomaten • 15 g Olivenöl • 10 g weißer Balsamicoessig • 2 EL gehackte Petersilie oder Basilikum • Kräutersalz • Pfeffer • 5 g Pinienkerne

- Zwiebel schälen, Tomaten und Zwiebel klein würfeln. Für das Dressing Olivenöl mit Balsamico und Kräutern verrühren.

- Tomaten und Zwiebeln in eine Schüssel geben und mit dem Dressing vermengen. Mit Kräutersalz und Pfeffer abschmecken.

- Mit Pinienkernen bestreuen und servieren.

Nährwerte pro Portion
226 kcal • 18,2 g Fett • 11,3 g KH • 4,6 g Eiweiß

Bittersalat mit Apfel und Walnüssen

Mittag- oder Abendessen
Für 1 Portion
10 Min.

100 g Radicchio oder Chicorée (geputzt gewogen) • 100 g grüner Salat (z. B. Eichblatt- oder Römersalat; geputzt gewogen) • 50 g Rucola (geputzt gewogen) • 100 g Apfel (geputzt gewogen) • 5 g scharfer Senf • 5 g frisch gepresster Zitronensaft • 10 g Olivenöl • Salz • Pfeffer • 1 EL Walnusskerne

- Salate putzen und klein schneiden. Apfel putzen und in feine Spalten schneiden.

- Für das Dressing Senf mit Zitronensaft und Olivenöl sowie etwas Salz und Pfeffer verrühren.

- Alles in eine Schüssel geben und gut vermengen.

- Vor dem Servieren die Walnüsse grob hacken und darüberstreuen.

Nährwerte pro Portion
251 kcal • 17,5 g Fett • 17,2 g KH • 5,8 g Eiweiß

Antipasti-Teller mit Oliven

Mittag- oder Abendessen
Für 1 Portion
10 Min.

50 g Kirschtomaten • 100 g kleine Champignons (geputzt gewogen) • 5 g Olivenöl • 100 g eingelegte rote Paprika (ohne Zuckerzusatz) • 100 g Artischockenherzen (ohne Zuckerzusatz) • 30 g grüne Oliven • 5 g weißer Balsamicoessig • Salz • Pfeffer • 1 EL gehacktes Basilikum

- Kirschtomaten halbieren. Pilze putzen und im heißen Olivenöl braun braten.
- Kirschtomaten, Pilze, eingelegte Paprika, halbierte Artischockenherzen sowie Oliven auf einem Teller anrichten.
- Mit Balsamico beträufeln, mit Salz und Pfeffer würzen und mit Basilikum bestreut und servieren.

Tipp Oliven sind ein wichtiges Lebensmittel im Scheinfasten-Speiseplan von Valter Longo. Arm an Proteinen und Kohlenhydraten, liefern sie reichlich gesunde Fette, sekundäre Pflanzenstoffe und zellschützende Antioxidantien.

Nährwerte pro Portion
238 kcal • 19 g Fett • 6,6 g KH • 5,3 g Eiweiß

Schnelle Möhrensuppe mit Ingwer

Mittag- oder Abendessen
Für 2 Portionen
30 Min.

500 g Möhren (geputzt gewogen) • 40 g Zwiebel (geputzt gewogen) • 15 g Ingwer • 10 g Olivenöl • 1 EL Curry • 700 ml Gemüsebrühe oder Wasser • frisch gepresster Saft von 1 Orange (80 ml) • 100 ml Kokosmilch • 1 Prise Cayennepfeffer • Salz

- Möhren schälen und in Stücke schneiden. Zwiebel schälen und ebenfalls klein schneiden. Ingwer schälen und fein reiben.
- Olivenöl in einem Topf erhitzen und Möhren und Zwiebel 3–4 Minuten darin dünsten. Ingwer und Curry zufügen und kurz mitdünsten.
- Mit Gemüsebrühe bzw. Wasser sowie dem Orangensaft ablöschen und 20 Minuten köcheln lassen.
- Kokosmilch zufügen und die Suppe fein cremig pürieren.
- Mit Cayennepfeffer und Salz abschmecken und in Tellern servieren.

Nährwerte pro Portion
224 kcal • 15,1 g Fett • 17,5 g KH • 3,8 g Eiweiß

Cashew-Papaya-Salat mit Avocado

Mittag- oder Abendessen
Für 1 Portion
10 Min.

1 Frühlingszwiebel • 150 g Papaya (geputzt gewogen) • 60 g Avocado-Fruchtfleisch (etwa ½ Avocado) • 5 g Cashewkerne • 5 g frisch gepresster Zitronensaft • 5 g Olivenöl • Salz • Pfeffer • 1 EL gehackte Petersilienblättchen

- Frühlingszwiebel putzen und in feine Ringe schneiden. Papaya und Avocado in Stücke schneiden. Cashewkerne grob hacken.

- Frühlingszwiebel, Papaya, Avocado und Cashewkerne in eine Schüssel geben.

- Alle übrigen Zutaten zufügen, alles gut vermengen und servieren.

Tipp Die Papaya ist eine der kohlenhydratärmsten Früchte und versorgt Sie mit Energie, ohne Heißhunger zu erzeugen. Mit 100 Gramm der Frucht decken Sie bereits einen Großteil Ihres Tagesbedarfs an Vitamin C.

Nährwerte pro Portion
228 kcal • 21,7 g Fett • 6,1 g KH • 2,8 g Eiweiß

Apfel-Kokos-Sandwich

Mittag- oder Abendessen
Für 1 Portion
5 Min.

100 g Apfel (geputzt gewogen) • 20 g Mandelmus • 10 g Kokoschips oder -raspel

- Apfel putzen, mit dem Apfelausstecher entkernen und in ca. 2 cm dicke Scheiben schneiden.

- Apfelscheiben mit Mandelmus bestreichen und mit Kokoschips bestreut servieren.

Nährwerte pro Portion
226 kcal • 17,6 g Fett • 12,8 g KH • 4,7 g Eiweiß

» Cashew-Papaya-Salat

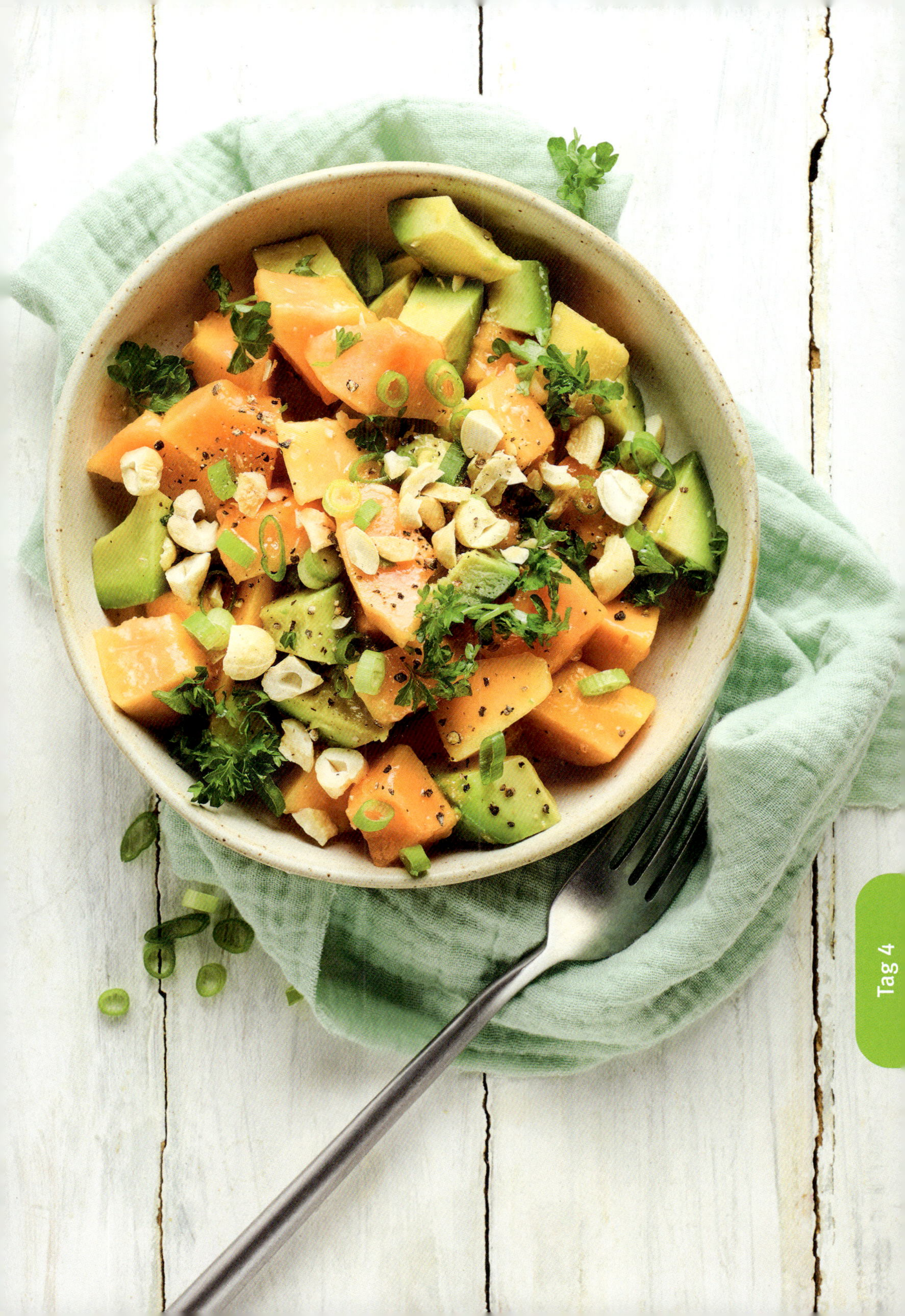

Fruchtiges Soja-Nuss-Müsli

Frühstück
Für 1 Portion
10 Min.

150 g Sojajoghurt • 140 g Bio-Grapefruit (geputzt gewogen) • 15 g Nussmix • 10 g Chiasamen

- Sojajoghurt in ein Schälchen geben. Grapefruit schälen und in Scheiben schneiden.
- Grapefruit auf dem Joghurt verteilen.
- Mit Nussmix und Chiasamen bestreut servieren.

Nährwerte pro Portion
249 kcal • 12,8 g Fett • 15,8 KH • 8,6 g Eiweiß

Schoko-Chia-Pudding

Frühstück
Für 1 Portion
5 Min. plus Quellzeit über Nacht

30 g Chiasamen • 1 TL ungesüßtes Kakaopulver • 150 ml Mandeldrink • 150 g gemischte Beeren (Erdbeeren, Heidelbeeren, Himbeeren)

- Chiasamen mit Kakaopulver und Mandeldrink in ein Schraubglas geben, gut schließen und gründlich schütteln.
- Über Nacht im Kühlschrank quellen lassen. Am besten nach 1–2 Stunden noch einmal mit einem Löffel durchrühren.
- Schoko-Chia-Pudding am Morgen herausnehmen und mit Beeren garniert servieren.

Tipp Rund ein Drittel Ballaststoffe stecken in 100 g Chiasamen. Weicht man sie ein, entsteht ein puddingartiges Gel, das nachhaltig sättigt und wohlschmeckend ist. Aufgrund ihrer Quellfähigkeit fördern Chiasamen die gesunde Darmflora und regen die Darmperistaltik an.

Nährwerte pro Portion
229 kcal • 13,2 g Fett • 12,8 g KH • 9 g Eiweiß

» Schoko-Chia-Pudding

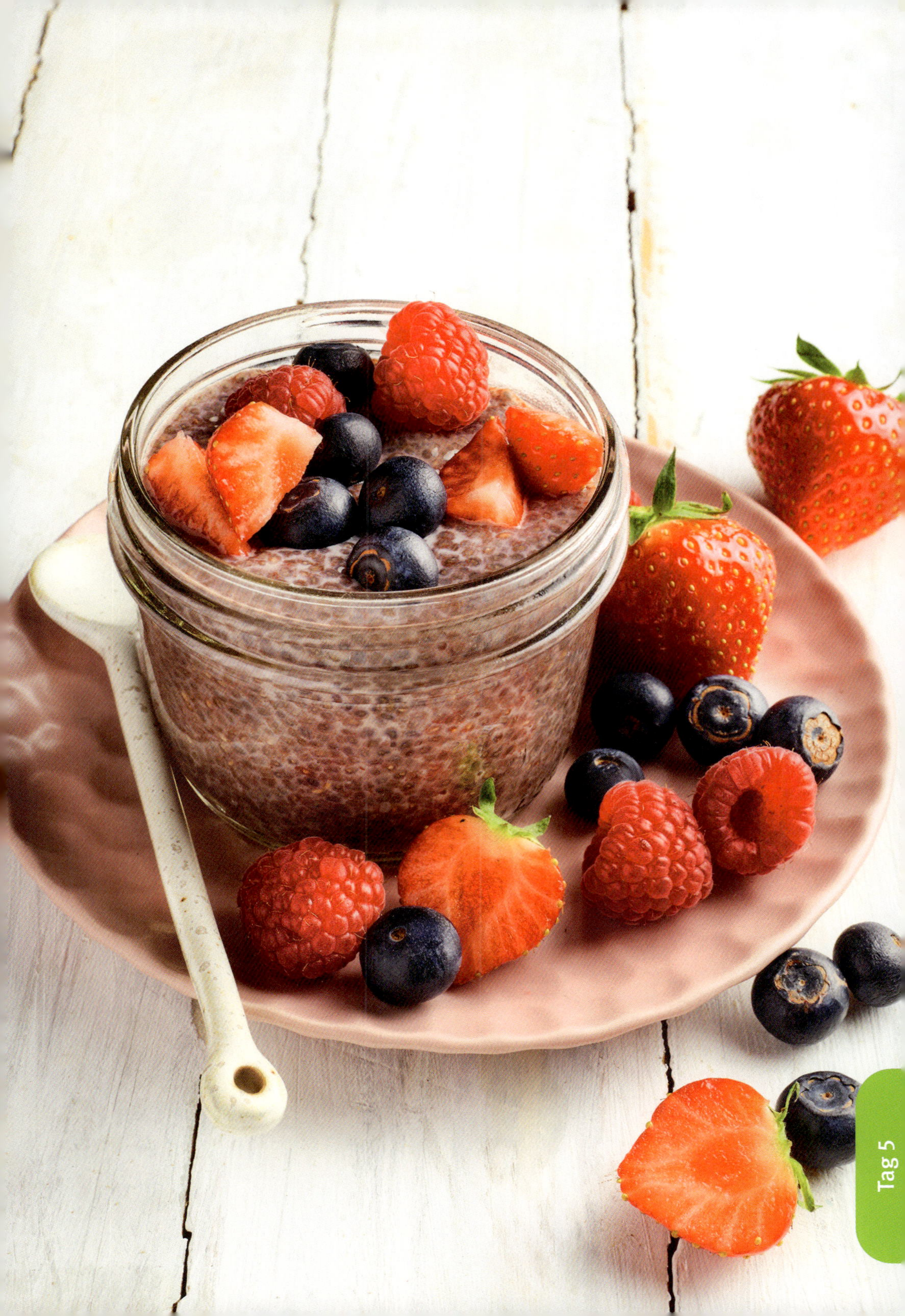

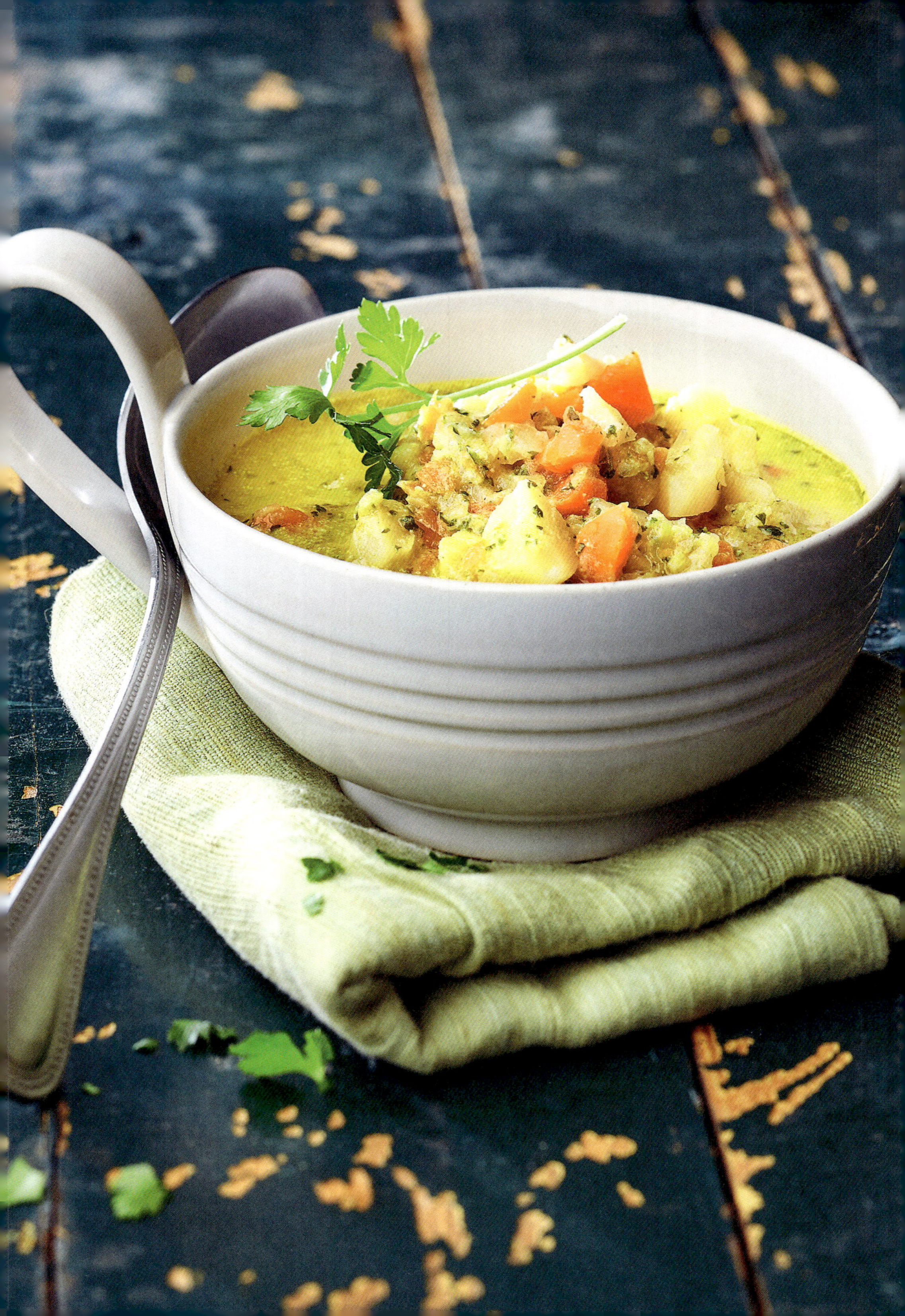

Avocado-Bruschetta

Mittag- oder Abendessen

Für 1 Portion

10 Min.

einige Basilikumstängel • 100 g Tomaten • 10 g Zwiebel (geputzt gewogen) • 5 g Pinienkerne • 5 g Olivenöl • 5 g weißer Balsamicoessig • Kräutersalz • 70 g Avocado-Fruchtfleisch (etwa. ½ Avocado)

- Basilikumblättchen fein hacken. Tomate klein würfeln. Zwiebel schälen und fein hacken.

- Basilikum mit Tomate, Zwiebel, Pinienkernen, Olivenöl, Balsamico und Kräutersalz würzen.

- Den Tomaten-Basilikum-Mix in die Mulde der Avocadohälfte geben und servieren.

Nährwerte pro Portion

244 kcal • 24,2 g Fett • 3,5 g KH • 3,6 g Eiweiß

« Möhren-Sellerie-Suppe

Möhren-Sellerie-Suppe

Mittag- oder Abendessen

Für 1 Portion

30 Min.

150 g Möhren (geputzt gewogen) • 150 g Knollensellerie (geputzt gewogen) • 50 g Petersilienwurzel (geputzt gewogen; oder 50 g mehr Sellerie) • 10 g Olivenöl • 400 ml Gemüsebrühe • Salz • Pfeffer • geriebene Muskatnuss • 2 EL gehackte Petersilie • 50 ml Sojasahne

- Möhren, Sellerie und Petersilienwurzel schälen und klein schneiden.

- In einem Topf in heißen Olivenöl 3 Minuten andünsten.

- Gemüsebrühe zufügen, mit etwas Salz, Pfeffer und Muskat würzen und 20 Minuten köcheln lassen.

- Petersilie zufügen und den Eintopf je nach gewünschter Konsistenz mit dem Kartoffelstampfer leicht anstampfen.

- Die Sojasahne unterrühren, die Suppe in ein Schälchen geben und servieren.

Nährwerte pro Portion

236 kcal • 17,9 g Fett • 12,3 g KH • 5,9 g Eiweiß

Rohkost mit Macadamianüssen

Mittag- oder Abendessen
Für 1 Portion
10 Min.

50 g Kirschtomaten • 100 g Salatgurke (geputzt gewogen) • 100 g Kohlrabi (geputzt gewogen) • 100 g gelbe Paprikaschote (geputzt gewogen) • 70 g Radieschen (geputzt gewogen) • 20 g Macadamianüsse

- Kirschtomaten halbieren. Gurke, Kohlrabi und Paprika putzen und in Stifte schneiden. Radieschen putzen.

- Alles mit den Macadamianüssen auf einem Teller anrichten und servieren.

Nährwerte pro Portion
244 kcal • 16,2 g Fett • 15 g KH • 6,8 g Eiweiß

Griechischer Salat

Mittag- oder Abendessen
Für 1 Portion
15 Min.

200 g Tomaten • 200 g Salatgurke (geputzt gewogen) • 140 g grüne Paprikaschote (geputzt gewogen) • 40 g rote Zwiebel (geputzt gewogen) • 20 g schwarze Oliven • 10 g Olivenöl • 5 g weißer Balsamicoessig • 1 TL Oregano • Kräutersalz • Pfeffer

- Gemüse würfeln. Zwiebel schälen und fein hacken. Oliven halbieren. Alles auf einem Teller anrichten.

- Für das Dressing Olivenöl mit Balsamico, Oregano sowie etwas Kräutersalz und Pfeffer verrühren.

- Das Dressing über den Salat geben und servieren.

Nährwerte pro Portion
258 kcal • 18,5 g Fett • 15,9 g KH • 5,7 g Eiweiß

Caponata mit Auberginen

Mittag- oder Abendessen
Für 1 Portion
20 Min.

40 g Zwiebel (geputzt gewogen) • 1 Knoblauchzehe • 100 g Zucchini • 200 g Aubergine • 200 g Tomaten • 5 g Olivenöl • ½ TL Oregano • Salz • Pfeffer • 30 g schwarze Oliven • 1 Handvoll Basilikumblätter

- Zwiebel und Knoblauch schälen und klein würfeln. Zucchini, Aubergine und Tomaten putzen und würfeln.

- Das Gemüse in einem Topf im heißen Olivenöl 5 Minuten dünsten.

- Oregano, etwas Salz und Pfeffer und Oliven zufügen. Alles 12 Minuten köcheln lassen.

- Auf einem Teller anrichten und mit Basilikumblättern bestreut servieren.

Nährwerte pro Portion
250 kcal • 17 g Fett • 15,7 g KH • 7,1 g Eiweiß

Brokkoli-Couscous

Mittag- oder Abendessen
Für 1 Portion
20 Min.

150 g Brokkoli (geputzt gewogen) • 2 Frühlingszwiebeln • 10 g Mandelblättchen • ½ Bio-Zitrone • 60 g Kokosjoghurt • 10 g Olivenöl • Salz • Pfeffer • ¼ TL Curry • ¼ TL gemahlene Kurkuma • 2 EL gehackte Minze

- Brokkoli fein raspeln oder hacken. Frühlingszwiebeln in feine Ringe schneiden. Mandeln ohne Fettzugabe braun rösten. Zitrone heiß abwaschen, etwas Schale abreiben und Saft auspressen.

- Joghurt mit 5 g Olivenöl, Zitronensaft und -schale verrühren. Mit Salz, Pfeffer, Curry und Kurkuma würzen.

- Frühlingszwiebeln im übrigen Olivenöl 1 Minute andünsten. Brokkoli zufügen und 3 Minuten mitdünsten. Mandeln unterheben und mit Salz und Pfeffer würzen.

- Mit Zitronenjoghurt auf einen Teller geben und mit Minze bestreut servieren.

Nährwerte pro Portion
229 kcal • 22,9 g Fett • 8,3 g KH • 6,9 g Eiweiß

Tomatensuppe mit Brokkolini

Mittag- oder Abendessen
Für 2 Portionen
25 Min.

200 g Knollensellerie (geputzt gewogen) • 20 g Olivenöl • 400 g stückige Tomaten (Dose) • 150 g Brokkolini (Wild-Brokkoli, alternativ normaler Brokkoli; geputzt gewogen) • 100 g Sojasahne zum Kochen • Salz • Pfeffer • 1 EL getrocknete italienische Kräuter

- Sellerie putzen und in grobe Würfel schneiden. In 1 EL Olivenöl in einem Topf 2–3 Minuten andünsten.

- Tomaten zufügen und alles bei mittlerer Hitze 10 Minuten köcheln lassen.

- In der Zwischenzeit Brokkolini putzen, in mundgerechte Stücke teilen und in einer Pfanne im übrigen Olivenöl 5 Minuten dünsten.

- Sojasahne zur Suppe geben und alles mit einem Pürierstab cremig pürieren. Mit Salz, Pfeffer und italienischen Kräutern würzen.

- Die Suppe in Schälchen geben, den Brokkolini darauf geben und servieren.

Nährwerte pro Portion
221 kcal • 15,8 g Fett • 10,2 g KH • 7,9 g Eiweiß

Raw Buddha Bowl

Mittag- oder Abendessen
Für 1 Portion
15 Min.

150 g Rotkohl, Spitzkohl oder Chinakohl (geputzt gewogen) • 100 g Möhre (geputzt gewogen) • 50 g Radieschen (geputzt gewogen) • 100 g Brokkoli (geputzt gewogen) • 50 g Salatgurke • 70 g rote Paprikaschote (geputzt gewogen) • 10 g frisch gepresster Limettensaft • 50 g Himbeeren • 5 g Tahin (Sesammus) • 5 g Sesamöl • 5 g schwarzer Sesam

- Alles Gemüse putzen. Kohl fein raspeln. Möhre mit einem Sparschäler längs in Streifen hobeln. Radieschen in Scheiben schneiden. Brokkoli in kleine Röschen teilen. Gurke in Stücke schneiden. Paprika in Streifen schneiden.

- Limettensaft mit Himbeeren, Tahin, Sesamöl und 2–3 EL Wasser zu einem cremigen Dressing pürieren.

- Das Gemüse in einer Schüssel anrichten. Das Himbeer-Dressing darüber geben und mit Sesam bestreut servieren.

Nährwerte pro Portion
225 kcal • 8,9 g Fett • 23,2 g KH • 11 g Eiweiß

» Raw Buddha Bowl

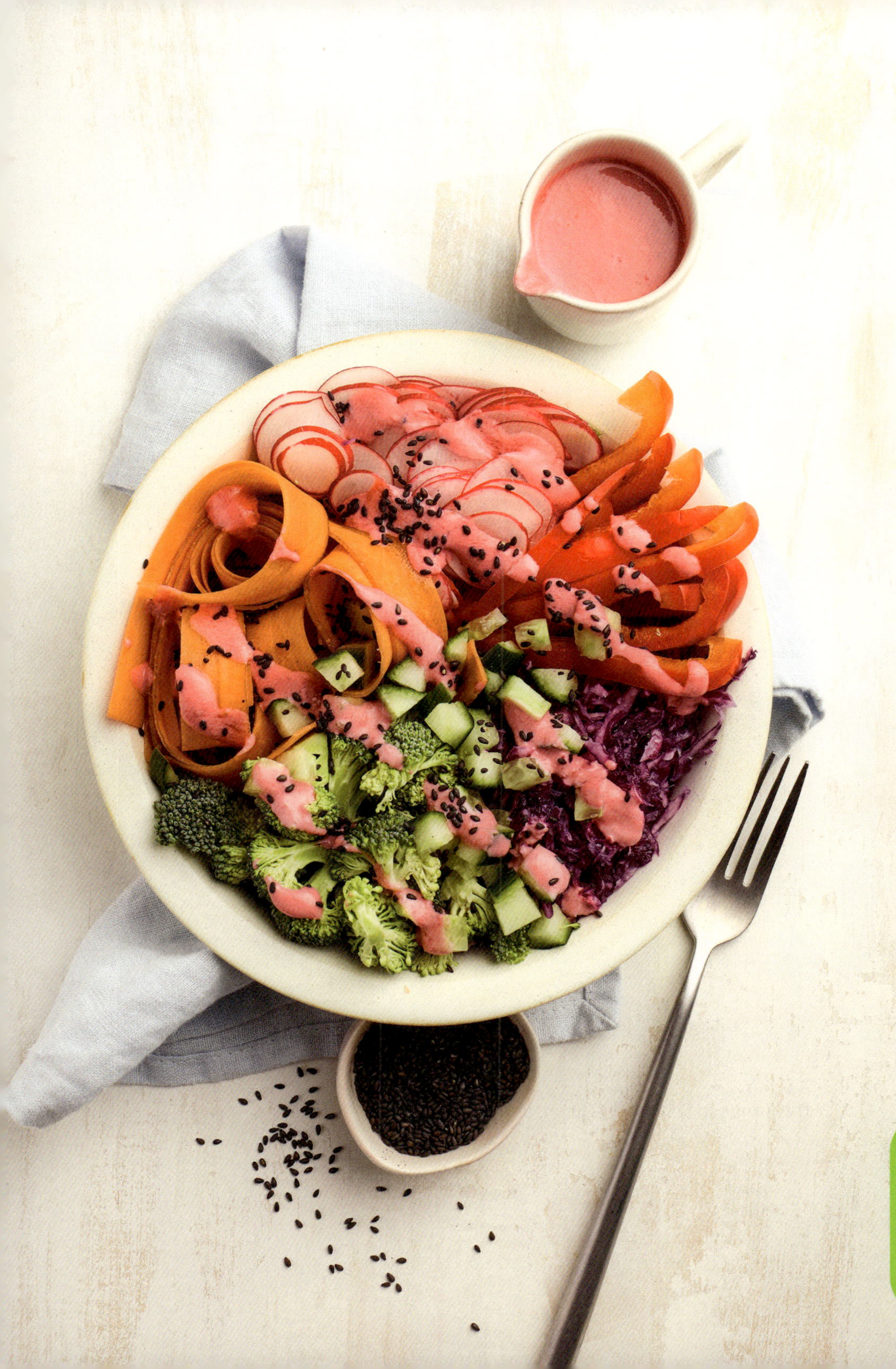

Service

Literatur

1 Brandhorst S, Choi IY, Wei M, Cheng CW, Sedrakyan S, Navarrete G, Dubeau L, Yap LP, Park R, Vinciguerra M, Di Biase S, Mirzaei H, Mirisola MG, Childress P, Ji L, Groshen S, Penna F, Odetti P, Perin L, Conti PS, Ikeno Y, Kennedy BK, Cohen P, Morgan TE, Dorff TB, Longo VD. A Periodic Diet that Mimics Fasting Promotes Multi-System Regeneration, Enhanced Cognitive Performance, and Healthspan. Cell Metab. 2015 Jul 7;22(1):86–99. doi: 10.1016/j.cmet.2015.05.012. Epub 2015 Jun 18. PMID: 26094889; PMCID: PMC4509734.

2 Brandhorst S, Levine ME, Wei M, Shelehchi M, Morgan TE, Nayak KS, Dorff T, Hong K, Crimmins EM, Cohen P, Longo VD. Fasting-mimicking diet causes hepatic and blood markers changes indicating reduced biological age and disease risk. Nat Commun. 2024 Feb 20;15(1):1309. doi: 10.1038/s41467–024–45260–9. PMID: 38378685; PMCID: PMC10879164.

3 Boccardi V, Pigliautile M, Guazzarini AG, Mecocci P. The Potential of Fasting-Mimicking Diet as a Preventive and Curative Strategy for Alzheimer's Disease. Biomolecules. 2023 Jul 14;13(7):1133. doi: 10.3390/biom13071133. PMID: 37509169; PMCID: PMC10377404.

4 Wang Q, Xu J, Luo M, Jiang Y, Gu Y, Wang Q, He J, Sun Y, Lin Y, Feng L, Chen S, Hou T. Fasting mimicking diet extends lifespan and improves intestinal and cognitive health. Food Funct. 2024 Apr 22;15(8):4503–4514. doi: 10.1039/d4fo00483c. PMID: 38567489.

5 Liu X, Peng S, Tang G, Xu G, Xie Y, Shen D, Zhu M, Huang Y, Wang X, Yu H, Huang M, Luo Y. Fasting-mimicking diet synergizes with ferroptosis against quiescent, chemotherapy-resistant cells. EBioMedicine. 2023 Apr;90:104496. doi: 10.1016/j.ebiom.2023.104496. Epub 2023 Feb 28. PMID: 36863257; PMCID: PMC9996234.

6 Lugtenberg RT, de Groot S, Kaptein AA, Fischer MJ, Kranenbarg EM, Carpentier MD, Cohen D, de Graaf H, Heijns JB, Portielje JEA, van de Wouw AJ, Imholz ALT, Kessels LW, Vrijaldenhoven S, Baars A, Fiocco M, van der Hoeven JJM, Gelderblom H, Longo VD, Pijl H, Kroep JR; Dutch Breast Cancer Research Group (BOOG). Quality of life and illness perceptions in patients with breast cancer using a fasting mimicking diet as an adjunct to neoadjuvant chemotherapy in the phase 2 DIRECT (BOOG 2013–14) trial. Breast Cancer Res Treat. 2021 Feb;185(3):741–758. doi: 10.1007/s10549–020–05991-x. Epub 2020 Nov 11. PMID: 33179154; PMCID: PMC7921018.

7 Brandhorst S, Levine ME, Wei M, Shelehchi M, Morgan TE, Nayak KS, Dorff T, Hong K, Crimmins EM, Cohen P, Longo VD. Fasting-mimicking diet causes hepatic and blood markers changes indicating reduced biological age and disease risk. Nat Commun. 2024 Feb

8 Fang Z, Rossato S L, Hang D, Khandpur N, Wang K, Lo C et al. Association of ultra-processed food consumption with all cause and cause specific mortality: population based cohort study BMJ 2024; 385 :e078476 doi:10.1136/bmj-2023–078476

9 Davis DR, Epp MD, Riordan HD. Changes in USDA food composition data for 43 garden crops, 1950 to 1999. J Am Coll Nutr. 2004 Dec;23(6):669–82. doi: 10.1080/07315724.2004.10719409. PMID: 15637215.

10 Pinto A, Bonucci A, Maggi E, Corsi M, Businaro R. Anti-Oxidant and Anti-Inflammatory Activity of Ketogenic Diet: New Perspectives for Neuroprotection in Alzheimer's Disease. Antioxidants (Basel). 2018 Apr 28;7(5):63. doi: 10.3390/antiox7050063. PMID: 29710809; PMCID: PMC5981249

11 www.mdc-berlin.de/de/news/news/pionier-in-der-zellverjuengung

12 Ornish D, Lin J, Daubenmier J, Weidner G, Epel E, Kemp C, Magbanua MJ, Marlin R, Yglecias L, Carroll PR, Blackburn EH. Increased telomerase activity and comprehensive lifestyle changes: a pilot study. Lancet Oncol. 2008 Nov;9(11):1048–57. doi: 10.1016/S1470–2045(08)70234–1. Epub 2008 Sep 15. Erratum in: Lancet Oncol. 2008 Dec;9(12):1124. PMID: 18799354.

13 Waziry, R., Ryan, C.P., Corcoran, D.L. et al. Effect of long-term caloric restriction on DNA methylation measures of biological aging in healthy adults from the CALERIE trial. Nat Aging 3, 248–257 (2023). doi.org/10.1038/s43587–022–00357-y

14 Bocklandt S, Lin W, Sehl ME, Sánchez FJ, Sinsheimer JS, Horvath S, Vilain E. Epigenetic predictor of age. PLoS One. 2011;6(6):e14821. doi: 10.1371/journal.pone.0014821. Epub 2011 Jun 22. PMID: 21731603; PMCID: PMC3120753.

15 Brandhorst S, Levine ME, Wei M, Shelehchi M, Morgan TE, Nayak KS, Dorff T, Hong K, Crimmins EM, Cohen P, Longo VD. Fasting-mimicking diet causes hepatic and blood markers changes indicating reduced biological age and disease risk. Nat Commun. 2024 Feb

16 Wei M, Brandhorst S, Shelehchi M, Mirzaei H, Cheng CW, Budniak J, Groshen S, Mack WJ, Guen E, Di Biase S, Cohen P, Morgan TE, Dorff T, Hong K, Michalsen A, Laviano A, Longo VD. Fasting-mimicking diet and markers/risk factors for aging, diabetes, cancer, and cardiovascular disease. Sci Transl Med. 2017

17 Wei M, Brandhorst S, Shelehchi M, Mirzaei H, Cheng CW, Budniak J, Groshen S, Mack WJ, Guen E, Di Biase S, Cohen P, Morgan TE, Dorff T, Hong K, Michalsen A, Laviano A, Longo VD. Fasting-mimicking diet and markers/risk factors for aging, diabetes, cancer, and cardiovascular disease. Sci Transl Med. 2017

18 Brandhorst S, Levine ME, Wei M, Shelehchi M, Morgan TE, Nayak KS, Dorff T, Hong K, Crimmins EM, Cohen P, Longo VD. Fasting-mimicking diet causes hepatic and blood markers changes indicating reduced biological age and disease risk. Nat Commun. 2024 Feb

19 Rangan P, Choi I, Wei M, Navarrete G, Guen E, Brandhorst S, Enyati N, Pasia G, Maesincee D, Ocon V, Abdulridha M, Longo VD. Fasting-Mimicking Diet Modulates Microbiota and Promotes Intestinal Regeneration to Reduce Inflammatory Bowel Disease Pathology. Cell Rep. 2019

20 Venetsanopoulou AI, Voulgari PV, Drosos AA. Fasting mimicking diets: A literature review of their impact on inflammatory arthritis. Mediterr J Rheumatol. 2020

21 Rangan P, Lobo F, Parrella E, Rochette N, Morselli M, Stephen TL, Cremonini AL, Tagliafico L, Persia A, Caffa I, Monacelli F, Odetti P, Bonfiglio T, Nencioni A, Pigliautile M, Boccardi V, Mecocci P, Pike CJ, Cohen P, LaDu MJ, Pellegrini M, Xia K, Tran K, Ann B, Chowdhury D, Longo VD. Fasting-mimicking diet cycles reduce neuroinflammation to attenuate cognitive decline in Alzheimer's models. Cell Rep. 2022

22 Lee C, Raffaghello L, Brandhorst S, Safdie FM, Bianchi G, Martin-Montalvo A, Pistoia V, Wei M, Hwang S, Merlino A, Emionite L, de Cabo R, Longo VD. Fasting cycles retard growth of tumors and sensitize a range of cancer cell types to chemotherapy. Sci Transl Med. 2012 Mar 7;4(124):124ra27. doi: 10.1126/scitranslmed.3003293. Epub 2012 Feb 8. PMID: 22323820; PMCID: PMC3608686.

23 Vernieri C. et al.: Fasting-Mimicking Diet Is Safe and Reshapes Metabolism and Antitumor Immunity in Patients with Cancer. Cancer Discov. 2022 Jan

24 Brandhorst S. Fasting and fasting-mimicking diets for chemotherapy augmentation. Geroscience. 2021 Jun;43(3):1201–1216. doi: 10.1007/s11357–020–00317–7. Epub 2021 Jan 7. PMID: 33410090; PMCID: PMC8190229.

25 Pietrocola F, Malik SA, Mariño G, Vacchelli E, Senovilla L, Chaba K, Niso-Santano M, Maiuri MC, Madeo F, Kroemer G. Coffee induces autophagy in vivo. Cell Cycle. 2014;13(12):1987–94. doi: 10.4161/cc.28929. Epub 2014 Apr 25. PMID: 24769862; PMCID: PMC4111762.

26 Jensen NJ, Wodschow HZ, Nilsson M, Rungby J. Effects of Ketone Bodies on Brain Metabolism and Function in Neurodegenerative Diseases. Int J Mol Sci. 2020 Nov 20;21(22):8767. doi: 10.3390/ijms21228767. PMID: 33233502; PMCID: PMC7699472; Liśkiewicz D, Liśkiewicz A, Nowacka-Chmielewska MM, Grabowski M, Pondel N, Grabowska K, Student S, Barski JJ, Małecki A. Differential Response of Hippocampal and Cerebrocortical Autophagy and Ketone Body Metabolism to the Ketogenic Diet. Front Cell Neurosci. 2021 Aug 11;15:733607. doi: 10.3389/fncel.2021.733607. PMID: 34456688; PMCID: PMC8385303.

27 Brandhorst S, Choi IY, Wei M, Cheng CW, Sedrakyan S, Navarrete G, Dubeau L, Yap LP, Park R, Vinciguerra M, Di Biase S, Mirzaei H, Mirisola MG, Childress P, Ji L, Groshen S, Penna F, Odetti P, Perin L, Conti PS, Ikeno Y, Kennedy BK, Cohen P, Morgan TE, Dorff TB, Longo VD. A Periodic Diet that Mimics Fasting Promotes Multi-System Regeneration, Enhanced Cognitive Performance, and Healthspan. Cell Metab. 2015 Jul 7;22(1):86–99. doi: 10.1016/j.cmet.2015.05.012. Epub 2015 Jun 18. PMID: 26094889; PMCID: PMC4509734.

28 Mihaylova MM, Cheng CW, Cao AQ, Tripathi S, Mana MD, Bauer-Rowe KE, Abu-Remaileh M, Clavain L, Erdemir A, Lewis CA, Freinkman E, Dickey AS, La Spada AR, Huang Y, Bell GW, Deshpande V, Carmeliet P, Katajisto P, Sabatini DM, Yilmaz ÖH. Fasting Activates Fatty Acid Oxidation to Enhance Intestinal Stem Cell Function during Homeostasis and Aging. Cell Stem Cell. 2018 May 3;22(5):769–778.e4. doi: 10.1016/j.stem.2018.04.001. PMID: 29727683; PMCID: PMC5940005.

29 Shan Z, Wang F, Li Y, Baden MY, Bhupathiraju SN, Wang DD, Sun Q, Rexrode KM, Rimm EB, Qi L, Tabung FK, Giovannucci EL, Willett WC, Manson JE, Qi Q, Hu FB. Healthy Eating Patterns and Risk of Total and Cause-Specific Mortality. JAMA Intern Med. 2023 Feb 1;183(2):142–153. doi: 10.1001/jamainternmed.2022.6117. Erratum in: JAMA Intern Med. 2023 Jun 1;183(6):627. PMID: 36622660; PMCID: PMC9857813.

30 Fitzgerald KN, Hodges R, Hanes D, Stack E, Cheishvili D, Szyf M, Henkel J, Twedt MW, Giannopoulou D, Herdell J, Logan S, Bradley R. Potential reversal of epigenetic age using a diet and lifestyle intervention: a pilot randomized clinical trial. Aging (Albany NY). 2021 Apr 12;13(7):9419–9432. doi: 10.18632/aging.202913. Epub 2021 Apr 12. Erratum in: Aging (Albany NY). 2022 Jul 27;14(14):5959. doi: 10.18632/aging.204197. Erratum in: Aging (Albany NY). 2024 Mar 15;16(5):4943–4945. doi: 10.18632/aging.205700. PMID: 33844651; PMCID: PMC8064200.

31 Fitzgerald KN, Campbell T, Makarem S, Hodges R. Potential reversal of biological age in women following an 8-week methylation-supportive diet and lifestyle program: a case series. Aging (Albany NY). 2023 Mar 22;15(6):1833–1839. doi: 10.18632/aging.204602. Epub 2023 Mar 22. PMID: 36947707; PMCID: PMC10085584.

32 Baeken MW. Sirtuins and their influence on autophagy. J Cell Biochem. 2023 Feb 6. doi: 10.1002/jcb.30377. Epub ahead of print. PMID: 36745668.

Stichwort- und Namensverzeichnis

Rezeptverzeichnis

Liebe Leserin, lieber Leser,

hat Ihnen dieses Buch weitergeholfen? Für Anregungen, Kritik, aber auch für Lob sind wir offen.
So können wir in Zukunft noch besser auf Ihre Wünsche eingehen.
Schreiben Sie uns, denn Ihre Meinung zählt!

Ihr TRIAS Verlag

kundenservice.thieme.de | Lektorat TRIAS Verlag, Postfach 30 05 04, 70445 Stuttgart

/trias.tut.mir.gut
/trias_verlag
/triasverlag
www.trias-verlag.de/newsletter

Bibliografische Information der Deutschen Nationalbibliothek
Die Deutsche Nationalbibliothek verzeichnet diese Publikation in der Deutschen Nationalbibliografie; detaillierte bibliografische Daten sind im Internet über dnb.d-nb.de abrufbar.

Programmplanung: Uta Spieldiener
Projektmanagement: Sabine Alvarado
Redaktion: Bettina Snowdon, Hamburg
Bildredaktion: Marie Crämer
Umschlaggestaltung: © Thieme
Layout: CYCLUS · Visuelle Kommunikation, Stuttgart

Bildnachweis:
Fotos im Innenteil:
Covermotiv und Bild S. 3:
© M. Bergmann/Thieme
AutorInnenfoto: NATÜRLICH SCHÖN Fotografie. Svenja Bruckmeier
Foodfotos: © M. Bergmann/Thieme; alle weiteren Fotos siehe Quellenverzeichnis auf S. 119
Zeichnungen: ©Thieme (Innenteil); Daniela Sonntag (Obst/Gemüse auf Buchklappen)
Die abgebildeten Personen haben in keiner Weise etwas mit dem Thema zu tun.

1. Auflage 2025

TRIAS Verlag in Georg Thieme Verlag KG
Oswald-Hesse-Straße 50, 70469 Stuttgart

Satz und Repro: Fotosatz Buck, Kumhausen
Druck: AZ Druck und Datentechnik GmbH, Kempten

Gedruckt auf chlorfrei gebleichtem Papier
Printed in Germany

ISBN 978-3-432-11991-5
eISBN (ePub) 978-3-432-11992-2

1 2 3 4 5 6

FSC
www.fsc.org
MIX
Papier | Fördert gute Waldnutzung
FSC® C008457

Unsere Umwelt ist uns wichtig!
Papier aus nachhaltigen und kontrollierten Quellen
Druck in Deutschland mit kurzen Lieferwegen
Druckereien mit hohen Ansprüchen an Ökologie